健康服务与管理
专业实验教程

主 编 马兴铭 李 玲

U0205643

西南交通大学出版社
·成 都·

图书在版编目（CIP）数据

健康服务与管理专业实验教程 / 马兴铭，李玲主编
. —成都：西南交通大学出版社，2021.10
ISBN 978-7-5643-8283-4

Ⅰ. ①健… Ⅱ. ①马… ②李… Ⅲ.①卫生服务 – 高
等学校 – 教材②卫生管理 – 高等学校 – 教材　Ⅳ. ①R19

中国版本图书馆 CIP 数据核字（2021）第 205416 号

Jiankang Fuwu yu Guanli Zhuanye Shiyan Jiaocheng

健康服务与管理专业实验教程

主编　马兴铭　李　玲

责任编辑	吴启威
封面设计	阎冰洁

出版发行	西南交通大学出版社
	（四川省成都市金牛区二环路北一段 111 号
	西南交通大学创新大厦 21 楼）
邮政编码	610031
发行部电话	028-87600564　028-87600533
网址	http://www.xnjdcbs.com
印刷	四川煤田地质制图印刷厂

成品尺寸	185 mm×260 mm
印张	14.5
字数	315 千
版次	2021 年 10 月第 1 版
印次	2021 年 10 月第 1 次
定价	49.00 元
书号	ISBN 978-7-5643-8283-4

课件咨询电话：028-81435775

前言
PREFACE

一直以来,党和国家领导人都高度重视人民健康,为推进健康中国建设,提高人民健康水平,2016年,中共中央、国务院印发并实施《"健康中国2030"规划纲要》。在政府、学界和市场的不断推动下,健康服务与管理专业应运而生。2016年,教育部正式批准设立健康服务与管理本科专业。健康服务与管理专业具有鲜明的跨学科特性,为了培养具有良好的职业道德、扎实的医学和管理学技能的应用型高级人才,我们编写了针对健康服务与管理专业的医学相关课程的基础性实验教程,以支撑健康服务与健康管理专业人才培养。

本书由从事健康管理教育教学的教师共同编写。为了提高学生操作技能,让学生在有限的时间内学到健康服务与管理专业涉及的基本实验操作和技术,本书通过实验教程的学习,进一步巩固学生在课堂所学的知识,同时加强学生的实验创新能力及分析问题、解决问题能力的培养。

本书以实用性与基础性、综合性和系统性相结合的实验操作为主,注重学生基础知识、基本能力、基本技术的训练。主要内容包括常用实验仪器设备(刘媛琪)、动物实验的基本操作方法(刘媛琪)、基础医学实验(刘媛琪)、健康营养学实验(曾德全)、临床医学实验(罗芯怡)、中医药学实验(罗芯怡、李玲)、预防医学实验(张皓)、基础护理实验(马雪玮)、常用应急救护实验(马雪玮)、健康管理学实验(马兴铭)等专业主干医学课程的基础性实验。

本书适用于健康服务与管理专业的本专科学生,也可供相关领域从业人员、研究人员参考。

本书在编写过程中参阅了大量教材、文献,并得到西华大学和西南交通大学出版社的支持和帮助,在此表示衷心的感谢!

尽管各位编者在编写过程中尽心尽力，但由于时间仓促，以及编者水平和经验有限，书中难免存在纰漏和错误，恳请同行专家及广大读者提出宝贵意见，以便修订时进一步完善。

编 者

2021 年 7 月

目 录
CONTENTS

第一章

常用实验仪器设备

　　科学研究及临床样本的检测离不开仪器设备。仪器设备种类繁多，本章介绍基础医学课程涉及的最基础、最常用的实验仪器，使学生掌握基本的操作原理和方法步骤，为后续专业课程学习及实验研究奠定基础。本章的主要内容包括移液器、分光光度计、光学显微镜、离心机、手术器械、普通 PCR 仪、多波段酶标仪等医学实验常用仪器设备的使用及注意事项。

实验目的

学习移液器、分光光度计、光学显微镜、离心机、手术器械、普通 PCR 仪、多波段酶标仪等常用仪器设备的使用方法、注意事项，了解移液器、分光光度计、光学显微镜、离心机、手术器械、普通 PCR 仪、多波段酶标仪等常用仪器设备的原理、应用。

实验材料

常用的手术器械、移液器、分光光度计、光学显微镜、离心机、普通 PCR 仪、多波段酶标仪等。

实验步骤与内容

一、实验常用的手术器械的使用方法

1. 剪　刀

手术剪。有直的和弯的两种，又分圆头和尖头两种。手术剪常用于剪肌膜、筋膜、神经、血管等软组织，也可用于剪手术线。

眼科剪。多用于剪较细的神经和血管等软组织。禁止剪线及毛发等坚韧的物质。

普通剪刀。用于剪皮肤、蛙类骨骼与肢体等较坚韧的物质。

正确的执剪姿势是：以一手的拇指和无名指分别插套在剪刀的两个握环内，中指紧靠在无名指前的环柄上，食指贴压在剪刀关节的开合处作依托，以便准确地改变和控制剪刀尖端的用力方向、角度、力量和稳定性。

2. 手术刀

手术刀用于切开皮肤、骨膜和器官等。可根据实验要求选取适当的执刀手法。

3. 止血钳

止血钳分直钳和弯钳两种，其中又有大、中、小号三种规格，还可分有齿和无齿两种。有齿的止血钳用于夹持皮肤；无齿的止血钳除用于止血外，也用于分离皮下组织、肌肉和腹膜等。

4. 手术镊

手术镊可分为圆头和尖头、有齿和无齿、大号与小号等多种规格。有齿镊用于夹持皮肤、韧带等坚韧的组织；无齿镊用于夹持较脆弱的组织，如血管、黏膜等。

5. 持针器

持针器用于夹持缝合针的近尾端 1/3 处。

6. 咬骨剪与咬骨钳

咬骨剪与咬骨钳用于打开颅腔、骨髓腔和暴露脊髓时咬剪骨质，还可于开胸时修剪肋骨的断端。

7. 颅骨钻

颅骨钻用于开颅时钻孔。

8. 其　他

刺蛙针。用于破坏蛙的脑和脊髓。

玻璃分针。用于分离神经、血管和肌肉等。

锌铜弓（叉）。用于对蛙类的神经和肌肉标本施加刺激，以检查其兴奋性。

蛙心夹。使用时，以其尖端在蛙心舒张期夹住心尖处，其尾端环孔借手术线连接于张力换能器上，用于描记蛙心的舒缩活动。

蛙板。用于固定蛙类，以便解剖操作。中央有 2 cm 孔的小蛙板，用于蛙类的微循环观察。

厚玻璃板。在剥去皮肤后的蛙类神经和肌肉标本制作时使用。

蛙类手术器械包括：粗剪刀、组织剪、眼科剪、组织镊、眼科镊、刺蛙针、锌铜弓、蛙心夹、蛙板，以及玻璃分针、图钉四枚、丝线一卷。

哺乳类动物手术器械包括：手术刀、粗剪刀、组织剪、组织镊、眼科镊、眼科剪各一，直止血钳、弯止血钳、蚊氏止血钳各二，以及气管插管、玻璃分针、绳、丝线。

二、移液器使用方法

移液器（又称移液枪）常用于实验室少量或微量液体的移取，规格各有不同，不同规格的移液器配套使用不同大小的枪头，不同生产厂家生产的形状也略有不同，但工作原理及操作方法基本一致。移液器属精密仪器，使用及存放时均要小心谨慎，防止损坏，避免影响其量程。一个完整的移液使用循环包括：吸头安装、容量设定、预洗吸头、吸液、排放液体、卸掉吸头等步骤。每一个步骤都有需要遵循的操作规范，下面介绍移液器的基本使用方法。

（1）吸头安装：正确的安装方法叫轻旋转安装法，具体的做法是，把白套筒顶端插入吸头（无论是散装吸头还是盒装吸头都一样），在轻轻用力下压的同时，把手中的移液器按逆时针方向旋转 180°，切记不能用力过猛，否则会损坏仪器。

（2）容量设定：一是粗调，即通过排放按钮将容量值迅速调整至接近自己的预想值；二是细调，当容量值接近自己的预想值以后，应将移液器水平横置，慢慢地将容量值调至预想值，避免视觉误差所造成的影响。

（3）预洗吸头：先把需要转移的液体吸排 2~3 次，让吸头内壁形成一道同质液膜，确保移液工作的精度和准度。

（4）吸液：按钮按至第一停点，吸头垂直浸入液面 1~5 mm，平稳缓慢松开按钮，吸出液体。

（5）排放液体：排放液体时吸头紧贴容器壁，先将排放按钮按至第一停点，略做停顿以后，再按至第二停点，确保吸头内无残留液体。

（6）卸掉吸头：卸掉的吸头一定不能和新吸头混放，以免产生交叉污染。

（7）注意事项：避免吸液时移液器本身倾斜而导致移液不准确；避免装配吸头时用力过猛，导致吸头难以脱卸；避免平放带有残余液体吸头的移液器；避免用大量程的移液器移取小体积样品；避免直接按到第二档吸液。

三、分光光度计使用方法

物质的吸收光谱是物质对各种单色光能量的吸收特性，本仪器利用相对测量原理，在某一测试波长处，测试待测溶液的透射比，微机还可将透射比转换成吸光度，用户还可通过配制标样的方法，直接显示待测溶液的浓度值。

下面介绍 722 型分光光度计原理与使用方法。

（1）开启电源，指示灯亮，选择开关置于"T"，将波长调置使用波长。仪器预热20 分钟。

（2）打开试样室盖（光门自动关闭），调节"0"旋钮，使数字显示为"00.0"。盖上试样室盖，将比色皿架处于蒸馏水校正位置，使光电管受光，调节"透过率 100%"旋钮，使数字显示为"100.0"。

（3）如果显示不到"100.0"，则可适当增加微电流放大器的倍率档数，但尽可能将倍率置于低档使用，这样仪器将有更高的稳定性。且改变倍率后必须按步骤 2 重新校正"00.0"和"100%"。

（4）预热后，按步骤 2 连续几次调整"00.0"和"100%"，仪器即可进行测定工作。

（5）吸光度 A 的测量：按步骤 2 调整仪器的"00.0"和"100%"，将选择开关置于"A"，调节吸光度调零旋钮，使得数字显示为".000"，然后将被测样品移入光路，显示值即为被测样品的吸光度的值。

（6）浓度 C 的测量：选择开关由"A"旋置"C"，将已标定浓度的样品放入光路，调节浓度旋钮，使得数字显示为标定值，将被测样品放入光路，即可读出被测样品的浓度值。

（7）如果大幅度改变测试波长时，在调整"0.00"和"100%"后稍等片刻（因光能量变化急剧，光电管受光后响应缓慢，需一段光响应平衡时间），当稳定后，重新调整"00.0"和"100%"即可工作。

（8）每台仪器所配套的比色皿，不能与其他仪器上的比色皿单个调换。

四、离心机使用方法

常用的离心机有高/低速普通离心机、大容量多管离心机、高/低速冷冻离心机等不同类型，实验方法基本类似。特别注意实验前，需要配平各种离心材料管。下面简要介绍台式低速离心机使用基本步骤。

（1）使用前必须先检查面板上的各旋钮是否在规定的位置上（即电源在关的位置上，电位器及定时器在零的位置上）。

（2）每支试管中放置等量的样品，然后对称放入转头内，以免由于重量不均，放置位置不对称，而使机器在运转过程中产生震动。

（3）试管放入后，拧紧螺帽，盖好有机玻璃盖，接通电源，打开电源开关，指示灯亮。

（4）用定时旋钮选择所需的时间，然后将调速旋钮调至所需的转速，仪器按选定的速度和时间运行。

（5）时间到后，必须将调速旋钮旋回零位，待停机后方可取出试管进行分析。

（6）仪器在旋转时切不可随意打开有机玻璃盖门。

（7）实验完毕后，将转头和仪器擦干净，以防试液沾污而产生腐蚀。

五、光学显微镜使用方法

普通光学显微镜的构造主要分为三部分：机械部分、照明部分和光学部分（见图1-1）。下面简要介绍显微镜的使用方法。

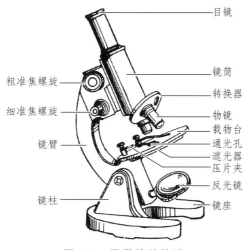

图 1-1　显微镜的构造

1. 低倍镜的使用方法

（1）取镜和放置。取镜时右手紧握镜臂，左手托住镜座，将显微镜放在实验台上。

（2）对光。用拇指和中指转动物镜转换器，将低倍镜对准镜台的通光孔。打开光圈，上升聚光器，并将反光镜转向光源（内置光源的显微镜则不需此操作）。

（3）放置玻片标本。取一玻片标本放在镜台上，使有盖玻片的一面朝上，用推片器弹簧夹夹住，然后旋转推片器螺旋，将所要观察的部位调到通光孔的正中。

（4）调节焦距。按逆时针方向转动粗调节器，使镜台缓慢上升至物镜距标本片约 5 mm 处。上升镜台时，应从右侧观察镜台上升，切勿在目镜上观察，以免镜头与标本片相撞，造成损坏。然后，一边在目镜上观察，一边顺时针方向转动粗调节器，使镜台缓慢下降，直到视野中的物像清晰为止。如果物像不在视野中心，可调节推片器将其调到中心。调焦时，如果镜台下降已超过工作距离（>5.40 mm）而未见到物像，说明此次操作失败，应重新操作。

2. 高倍镜的使用方法

（1）确定目标。先在低倍镜下把需进一步观察的对象调到视野中心，同时把物像调到最清晰的程度。

（2）转动转换器，调换高倍镜观察。

（3）调节焦距。转动细调节器直至获得清晰的物像为止。

（4）注意切勿使用粗调节器。如需要更换玻片标本，必须顺时针转动粗调节器使镜台下降，方可取下玻片标本。

3. 油镜的使用方法

（1）在使用油镜之前，必须先经低、高倍镜观察，然后将需进一步放大的部分移到视野的中心。

（2）将聚光器上升到最高位置，光圈开到最大。

（3）转动转换器，使高倍镜头离开通光孔，在需观察部位的玻片上滴加一滴香柏油，然后缓慢转动油镜，以镜头浸入油中而又不压破载玻片为宜。

（4）慢慢转动细调节器至物像清晰为止。如果不出现物像或目标不理想需重找，在加油区外重找时应按低倍—高倍—油镜的顺序，在加油区内重找应按低倍—油镜的顺序，不得经高倍镜，以免油沾污镜头。

（5）油镜使用完毕，先用擦镜纸沾少许二甲苯将镜头上和标本上的香柏油擦去，然后再用干擦镜纸擦干净。

4. 观察后的处理

观察完毕后，先下移载物台并取下标本，转动物镜转换器使物镜远离载物台；再升高载物台，关闭电源，整理好导线，罩上防尘罩。

六、酶标仪使用方法

酶标仪是对酶联免疫检测实验结果进行读取和分析的专业仪器。酶联免疫反应是通过偶联在抗原或抗体上的酶催化显色底物进行的，反应结果以颜色显示，通过显色的深浅即吸光度值的大小来判断标本中待测抗体或抗原的浓度。酶标仪广泛地应用在临床检验、生物学研究、农业科学、食品和环境科学中。

作为微孔板比色计的酶标仪，其基本功能不外乎一个比色测定，所不同的是在测定波长范围、吸光度范围、光学系统、检测速度、震板功能、温度控制、定性和定量测定软件功能等方面的差异，当然全自动酶免疫分析系统还具有自动洗板、温育、加样等功能。

下面简要介绍酶标仪的操作步骤。

（1）打开电源开关，系统自动进行自检，然后出现主菜单，预热 5～20 min 后使用。

（2）移动光标，依次进行扫描波长（单/双）选择、滤光片选择、培养板类型选择。每次选择后都按回车键。

（3）选择阳性样本、阴性样本、空白孔、检测样本。依次进行自动/手动的选择、排列方向的选择、重复样的选择、扫描开始位置的填写、空白孔类型的选择、空白孔数目的填写、各个空白孔位置的填写、标准样数目的填写、质控数目的填写（一般在定性判定中使用）、待测样数目的填写、样品重复数目的填写、重复样位置的填写。每次选择后都按回车键。

（4）程序定义好后，返回主菜单，选择确认，输入程序号和样品数目，确定后，再选择 READ 开始测量及计算。读板完成后，酶标板将退出。

（5）回到主菜单，选择打印数据分析的结果。

（6）工作完成后，清洁仪器表面，关闭电源开关，将防尘罩盖好。

七、普通 PCR 仪使用方法

聚合酶链式反应（Polymerase Chain Reaction，PCR）是体外合成双链 DNA 的一种方法，其原理类似于天然 DNA 的复制过程，其特异性主要依赖于与其目的片段两端互补的特异引物和高特异性的酶（热启动酶）。典型的 PCR 反应有三个步骤：变性、退火、延伸。经过多次循环反应，获得目的片段。

（1）将电源线插入仪器后部的电源插孔中，打开主机电源开关，屏幕上出现自检信息和主菜单。

（2）打开热盖，将装有样品的 Eppendorf 管放入相应大小的反应槽内，盖上热盖，并按照所使用的容器大小和类型锁定热盖。

（3）在主菜单下，将光标移到"File"菜单并进入，再将光标移到"New"进入编程。通过"Sel"键来选择设定相应的程序步骤，通过"↑""↓"键的移动并输入数字来完成所需步骤的数值设定。

（4）在整个程序编完之后，按"Exit"退出并命名和保存该程序，再按"Start"键开始程序的运行。

（5）返回主菜单，选择"Options"，再选择"Printer"，将当前运行程序打印出来。

（6）程序运行完成后，将出现两声警报，表明程序运行结束。

（7）待仪器屏幕上显示的温度降到室温状态时，即可关闭该仪器。

➕ 思考题

1. 如何使用移液器吸取 5 μL 的液体。
2. 如何使用分光光度计检测溶液中蛋白质的含量。
3. 如何使用光学显微镜观察正常人体组织结构、细菌、真菌等微生物形态。
4. 如何使用离心机分离血液细胞。

第二章

动物实验的基本操作方法

　　动物实验是医学科学研究的重要组成部分，也涉及基础医学和临床医学等多门课程的综合性实验。掌握常用动物实验的基本知识、基本技能，有助于提高科学研究及实验操作技能。本章内容主要包括家兔、蛙、小鼠的饲养、捉拿和固定方法，小鼠和家兔的常用给药途径与方式，小鼠和家兔的常用采血方法等基础性动物实验操作。

实验目的

　　动物的捉拿和固定是进行动物实验的基本操作之一，正确地抓取固定动物是为了不损害动物健康，不影响观察指标，并防止被动物咬伤，保证实验顺利进行。掌握医学研究常用的动物种类，学习家兔、小鼠的捉拿和固定，学习动物的给药及麻醉的方法（小鼠灌胃给药、家兔耳缘静脉注射给药），了解动物的采血技术（家兔耳缘静脉采血、家兔颈动脉插管放血、小鼠摘除眼球采血）。

实验材料

　　家兔、小鼠以及固定装置、手术器械等。

实验步骤与内容

一、动物的捉拿和固定

　　下面介绍几种常用动物的捉拿和固定方法，实验者应熟练掌握。

1. 家兔的捉拿和固定

　　家兔习性温顺，除脚爪锐利应避免被其抓伤外，较易捕捉。拿时切忌以手提抓兔耳、拖拉四肢或提拿腰背部。正确的方法是用右手抓住其颈背部皮毛，轻提动物，再以左手托住其臀部，使兔的体重主要落在左手掌心（见图 2-1）。家兔的固定，根据不同的实验需要，常用兔盒固定或兔手术台固定。

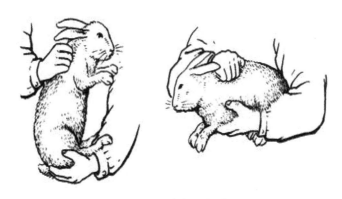

图 2-1　家兔的捉拿

　　（1）兔盒固定：用于耳血管注射、取血，或观察耳部血管的变化等。此时可将家兔置于木制或铁皮制的兔固定盒内。

　　（2）兔手术台固定：在需要观察血压、呼吸和进行颈、胸、腹部手术时，应将家兔以仰卧位固定于兔手术台上。固定方法是：先以四条 1 cm 宽的布带做成活的圈套，分别套在家兔的四肢腕或踝关节上方，抽紧布带的长头，将兔仰卧位放在兔手术台上，再用兔头固定器将头部固定，然后将两前肢放平直，把两前肢的系带从背部交叉穿过，使对侧的布带压住本侧的前肢，将四肢分别系在兔手术台的木柱上。

2. 小鼠的捉拿和固定

小白鼠较大白鼠温和，虽也要提防被其咬伤手指，但无须戴防护手套捕捉。

可先用右手抓住鼠尾提起，置于鼠笼或实验台上。用左手的拇指和食指抓住小鼠两耳后颈背部皮肤，将鼠体置于左手心中，拉直后肢，以无名指及小指按住鼠尾部即可。有经验者可直接用左手小指钩起鼠尾，迅速以拇指及食指、中指捏住其耳后项背部皮肤。

如操作时间较长，也可将其固定于小白鼠固定板上。

3. 蛙（或蟾蜍）

先将青蛙或蟾蜍背部紧贴于左手手掌，以左手中指、无名指、小指压住其左腹侧和后肢，拇指和食指分别压住左、右前肢，将动物提起，右手进行操作。在捉拿蟾蜍时应注意勿挤压其两侧耳部突起的毒腺，以免毒汁射入眼中。

二、动物的给药及麻醉

乙醚吸入法是最常用的麻醉方法，可应用于各种动物。大、小鼠和豚鼠常采用腹腔注射法进行全身麻醉。狗、兔等动物既可腹腔注射给药，也可静脉注射给药。常用的麻醉药物有乙醚、苯巴比妥钠、硫喷妥钠、巴比妥钠、氨基甲酸乙酯等。

在麻醉兴奋期出现时，动物挣扎不安，为防止注射针滑脱，常用吸入麻醉法进行诱导，待动物安静后再行腹腔或静脉穿刺给药麻醉。在注射麻醉药物时，先用麻醉药总量的 2/3，密切观察动物生命体征的变化，如已达到所需麻醉的程度，余下的麻醉药则不用，避免麻醉过深抑制延脑呼吸中枢，导致动物死亡。

1. 家兔耳缘静脉注射给药

先去除注射部位的被毛，用手指弹动或轻揉兔耳使其静脉充盈，左手食指和中指夹住静脉的近端，拇指绷紧静脉的远端，无名指和小指垫在兔耳的下面，右手持注射器将针头（注射器刻度面及针尖斜面向上）从静脉远端刺入，移动左手拇指以固定针头，放开食指和中指，缓慢注入药液。药物注射完拔出针头时宜用手指压迫针眼片刻以止血。

静脉注射时应从兔的耳缘静脉的远端进针注药，以便需要反复静脉注射或穿刺失败时，可以由远及近渐次前移注射部位，提高该静脉的使用效率。注射麻醉常选用戊巴比妥钠或乌拉坦等药物。

2. 小鼠灌胃给药

小鼠灌胃方法比较简单，需要关注的只有两点：一是要保持小鼠的头部和颈部成一直线，方便灌胃针头进入；二是动作要轻柔，从口角进入，防止损伤食道（见图 2-2）。具体操作过程如下：

（1）准备灌胃针头。一般可以从市场上买到，如果没有的话，可以用 12 号的针头，剪去针尖，用砂纸将头端磨平。但是自己用砂纸不可能将所有的锐口都磨掉，用这样的针头灌胃，损伤小鼠食道的可能性比较大。

（2）抓住小鼠，使其头、颈和身体呈一直线。抓小鼠的动作很简单，左手的小指和无名指抓住小鼠的尾巴，另外三个手指抓住小鼠的颈部即可。因为小鼠始终在活动中，若一次抓的感觉不是很顺手，要放开重新抓，不要逞强进行下一步操作。

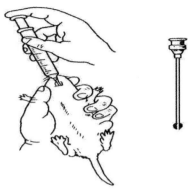

图 2-2　小鼠灌胃给药

（3）抓好小鼠后开始灌胃，一般用 1 mL 的注射器配灌胃针头。灌胃针头从小鼠的嘴角进入，压住舌头，抵住上颚，轻轻向内推进，进入食管后会有一个刺空感，进入食道后即可推注液体。当然，灌胃针头也可以再往里面深入一点，防止药液从口中流出。

（4）灌胃容积一般是 0.1 ~ 0.2 mL/10 g，最大 0.35 mL/10 g，每只小鼠的灌胃最大容积不超过 0.8 mL。

三、动物的采血技术

1. 家兔颈动脉插管放血

家兔仰卧固定。头部略放低以暴露颈部，剃毛及消毒皮肤。沿颈部中线切开皮肤约 10 cm，分离皮下组织，直至暴露出气管两侧的胸锁乳突肌。分离胸锁乳突肌与气管间的颈三角区疏松组织，暴露出颈总动脉后并游离之。

于动脉下套入两根黑丝线，分别置于远心及近心端。结扎远心端，近心端的动脉用血管夹夹住。用尖头小剪刀在两根丝线间的动脉壁上剪一小口，插入塑料放血管，再将近心端的丝线结扎固定于放血管上，以防放血管滑脱。

松开血管夹，使血液流入灭菌三角烧瓶中。一般一只家兔可放血 80 ~ 100 mL。

2. 小鼠摘除眼球采血

左手抓住小鼠颈部皮肤，轻压在实验台上，取侧卧位，左手食指尽量将小鼠眼周皮肤往颈后压，使眼球突出。用眼科弯镊迅速夹去眼球，将鼠倒立，用器皿接住流出的血液。采血完毕立即用纱布压迫止血。每次采血量为 0.6 ~ 0.1 mL。

思考题

1. 请示范小鼠灌胃给药、家兔耳缘静脉注射给药的过程，并说明小鼠灌胃给药、家兔耳缘静脉注射给药需要注意哪些事项。
2. 若需要家兔抗凝的血液 1 mL，如何采集家兔血液？
3. 医学研究还涉及哪些相关动物？
4. 动物实验过程中应该如何正确理解"动物福利"？

第三章

基础医学实验

　　基础医学实验可以帮助学生更好地学习和理解基础医学相关理论知识，掌握基础医学课程涉及的最基本的实验操作方法，为学好临床医学知识打下扎实的医学基础。基础医学实验涵盖内容较多，本章实验内容主要包括人体器官形态结构、细胞染色与观察、出血凝血时间测定、动脉血压与血压调节、血型鉴定、微生物形态结构观察、革兰氏染色、免疫标记技术、肺活量、视敏度等基础性实验。

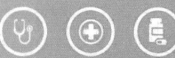

实验 1 骨与骨连接、神经系统、循环系统

实验目的

通过对标本、模型的观察，掌握人体运动系统、神经系统、循环系统的组成及主要器官的结构。

掌握运动系统组成和功能。躯干骨、椎骨、胸骨、颅、肱骨、前臂骨、上肢骨、髋骨、股骨、髌骨的位置、形态和结构。骨连接的分类、种类和名称。六大关节（肩、肘、腕、髋、膝和踝关节）的形态、结构特点和运动方式。掌握骨盆的组成与正常方位、分部，功能与性别差异。

掌握神经系统组成和功能。脊髓、脑的位置、组成、结构。脊神经的组成、区分。坐骨神经的行程、分布。脑神经的名称、顺序、性质和分布概念。

掌握循环系统组成和功能。心脏的位置、形态结构，心脏传导系统的构成和机能，全身主要动脉干的走行、主要分支，掌握胸导管的起始、走行及注入部位。掌握脾和胸腺的形态和位置。

实验材料

全身骨架模型、颈椎、寰椎、枢椎、胸椎、腰椎、骶骨、肋骨、胸骨模型。分离的脑颅骨 8 块；面颅骨 15 块；完整的全颅骨模型；经颅腔的水平切面模型；颅正中矢状切面模型。

全身骨架模型，锁骨、肩胛骨、肱骨、桡骨、尺骨、手骨模型，髋骨、股骨、髌骨、胫骨、腓骨、足骨模型。

人体骨架模型，四肢骨模型，肩关节、肘关节、桡腕关节、髋关节、膝关节、距小腿关节、骨盆模型。

心的外形和血管模型；心模型；全身血管、淋巴管模型；上、下肢血管模型。

离体脊髓模型、脊髓横切面模型、整脑模型、脑正中矢状切面模型、脑干和间脑模型、大脑和小脑水平切面模型、基底神经核及背侧丘脑模型、脑室模型；脊神经模型、脑神经分支分布模型。

实验步骤

（1）分组分配标本：学生需提前分组，每组成员需按照课代表及组长的分配确定座位，未经教师允许不得擅自更换座位。各组组长到课代表处领取模型，分发给每位组员，做好记录，以便回收。

（2）观察标本：保持安静，听教师讲解脊柱、颅骨、胸廓、上肢骨、下肢骨、各关节、循环系统、神经系统的结构，然后组织学生进行观察，最后教师归纳总结。

（3）记录结果：每名学生需认真观察模型，结合理论知识理解脊柱、颅骨、胸廓、上肢骨、下肢骨、各关节的结构和特点，最后书写实验报告。

（4）归还标本：将模型归还给实验室，由组长或课代表检查物品是否有损坏，如有问题及时向教师反映情况，按实验室相关规定进行赔偿。

实验内容

观察躯干骨、颅骨、颈椎、胸椎、腰椎、骶骨、肋骨、胸骨、锁骨、肩胛骨、肱骨、尺骨、桡骨、髋骨、股骨、胫骨、腓骨的主要结构。活体触摸，确认枕外隆突、乳突、颧弓、下颌角等重要骨性标志。活体确认以下骨性标志：髂嵴、髂前上棘、坐骨结节、大转子、胫骨粗隆、跟骨结节和内、外踝等。

观察脊髓的形态，识别脊髓的两个膨大和脊髓表面的沟裂，观察脊髓圆锥和马尾的形态。观察脑干模型，确认延髓、脑桥、中脑。观察腹侧面及背侧面的重要结构。取脑正中矢状切面模型，观察大脑半球各面，辨认主要沟回及其所在部位。取脊神经模型，观察颈丛皮支穿出部位、上肢神经、下肢的神经。取脑神经模型，观察十二对脑神经位置分布。

观察心的外形和血管模型，确认心脏各腔室的组成。观察心脏连升主动脉和主动脉弓、肺动脉标本，观察动脉、静脉淋巴部分。

思考题

1. 简述躯干骨、颅骨、上肢骨及下肢骨的组成、分类和名称。
2. 简述人体肩、肘、髋、膝关节的名称和组成。
3. 简述心脏的四个腔是什么，分别与什么血管相连。
4. 简述全身动脉系统、全身静脉系统、胸导管的组成。
5. 简述大脑的分区与功能，脑神经组成。
6. 简述脊神经的构成及走行。

实验 2　感受器、骨骼肌

实验目的

掌握肌的形态、起止、作用；掌握全身肌的配布；掌握四肢各肌群的形态结构和功能；掌握躯干各主要骨骼肌的位置、形态和主要功能。

掌握角膜、巩膜、睫状体及视网膜视部的形态结构与机能；掌握眼球折光装置的各种形态结构；掌握晶状体的附着和调节。了解骨迷路三个部分的形态；了解膜迷路的分部及其与骨迷路的关系；熟悉声波传导的途径。

实验材料

全身肌模型、上肢肌模型、下肢肌模型。

眼球模型、眼外肌和眼睑模型、切开的颞骨模型、切开的颞骨模型、听小骨模型、中耳鼓室模型、内耳迷路模型。

实验步骤

（1）分组分配标本：学生需提前分组，每组成员需按照课代表及组长的分配确定座位，未经教师允许不得擅自更换座位。各组组长到课代表处领取骨标本，分发给每位组员，做好记录，以便回收。

（2）观察标本：保持安静，听教师讲解，掌握四肢各肌群、感觉系统眼耳的形态结构和功能；躯干各主要骨骼肌的位置、形态和主要功能；耳、眼的组成和各部分的结构特点、功能。组织学生进行观察，最后教师归纳总结。

（3）记录结果：每名学生需认真观察标本，结合理论知识，掌握四肢各肌群的形态结构和功能；躯干各主要骨骼肌的位置、形态和主要功能；感觉系统眼耳的形态结构和功能。最后书写实验报告。

（4）归还标本，将标本归还实验室，组长或课代表检查物品是否有损坏，如有问题及时向教师反映情况，按实验室相关规定进行赔偿。

实验内容

（1）进行全身肌示教，观察头颈肌和躯干肌的分部、分群，确认胸锁乳突肌、胸大肌、前锯肌、膈、背阔肌、斜方肌、竖脊肌、腹直肌、腹外斜肌、腹内斜肌、腹横肌的位置、起止和功能。

（2）观察上、下肢肌标本，确认三角肌、肱二头肌、肱三头肌、臀大肌、梨状肌、股四头肌、缝匠肌、小腿三头肌的位置、起止，判断其功能。

（3）在活体上进行观察，确认胸锁乳突肌、胸大肌、咬肌、背阔肌、三角肌、肱二头肌、臀大肌、小腿三头肌等重要肌性标志。

（4）观察眼球模型：辨认角膜、虹膜、瞳孔、睫状体、晶状体、玻璃体、视网膜及其血管，视神经盘、黄斑、虹膜角膜角、眼外肌止点、视神经。

（5）观察内耳迷路模型：辨认前骨半规管、后骨半规管、外侧骨半规管、壶腹脚，膜半规管、壶腹嵴、前庭、前庭窗、蜗窗、椭圆囊、球囊、连合管、骨性耳蜗、蜗底、蜗顶、骨螺旋板、基底膜、前庭膜、螺旋器、蜗轴。

思考题

1. 躯干各主要骨骼肌有哪些？功能是什么？
2. 四肢各主要肌群有哪些？功能是什么？
3. 简述角膜、巩膜、睫状体及视网膜视部的形态结构与机能。
4. 简述声音传导的两个途径。

实验 3 呼吸、消化、泌尿、生殖系统

实验目的

掌握鼻腔的分部及各部的形态结构。掌握喉的位置、主要体表标志。掌握喉腔的形态结构。掌握气管的位置、毗邻结构。掌握左、右主支气管的区别及其临床意义。掌握肺的形态、位置和分叶。掌握肺的体表投影。掌握胸膜和胸膜腔的概念。纵隔的概念，纵隔的分布及主要组成器。

掌握软腭所形成的结构，掌握咽峡的构成。掌握咽的分部、各部形态结构；掌握腭扁桃体位置、形态。掌握食管的位置、分部。掌握胃的形态、分部。掌握十二指肠的形态、分部及各部的位置、特征。掌握大肠的分部、各部位置、分界；掌握盲肠、结肠的共同结构特征。掌握肝的形态、位置。掌握肝外胆道的组成及结构特点，熟悉胆囊的形态、位置，了解胆汁的排泄途径。熟悉胰的形态、位置及结构特点。

掌握泌尿系统的组成。掌握肾的形态、位置、被膜、体表投影和肾冠状切面上的结构（肾窦、肾盏、肾盂）。掌握输尿管的分部。掌握膀胱的形态、结构、分部，以及膀胱三角的位置和黏膜特点。掌握女性尿道的形态、位置和开口部位。熟悉肾、输尿管、膀胱和尿道的毗邻。熟悉女性尿道结构特点。了解输尿管狭窄的临床意义。掌握男性生殖系统的组成，了解各器官的一般功能。掌握睾丸和附睾的形态、位置和机能。掌握输精管的行程、分部和形态特征，了解射精管的合成、行径及开口。掌握前列腺的形态、位置及主要毗邻，掌握精索的组成、位置。掌握男性尿道的分部及各部的结构特点，三个狭窄、两个弯曲的临床意义。掌握卵巢的形态、位置及固定装置。掌握输卵管的位置、分部及其形态结构特点，以及临床或生理意义。掌握子宫的形态、位置和固定装置。了解阴道、外生殖器的位置和形态。了解乳房的位置、形态、构造及其临床意义。

实验材料

呼吸系统全貌模型、鼻腔矢状切面模型、鼻旁窦及其开口部位模型、喉的模型、气管及主支气管模型、支气管和肺模型、胸膜模型、纵隔模型。

头颈部正中矢状切面模型；胃、十二指肠和胰、盲肠和阑尾、直肠和肝模型；盆部正中矢状切面模型。

腹后壁模型（示肾及输尿管）；离体肾及肾的剖面模型；男、女性盆腔正中矢状切面模型；离体男性生殖器模型，睾丸切面模型；男盆腔正中矢状切面模型；离体女性生殖器模型；女盆腔正中矢状切面模型；女外生殖器模型。

实验步骤

（1）分组分配标本：学生需提前分组，每组成员需按照课代表及组长的分配确定座位，未经教师允许不得擅自更换座位。各组组长到课代表处领取模型，分发给每位组员，做好记录，以便回收。

（2）标本观察：保持安静，听教师讲解呼吸、消化、泌尿、生殖系统的组成、特点及功能。组织学生进行观察，最后教师归纳总结。

（3）记录结果：每名学生需认真观察标本，结合理论知识理解呼吸、消化、泌尿、生殖系统的组成、特点，最后书写实验报告。

（4）归还标本：实验完成后将模型归还实验室，组长或课代表检查物品是否有损坏，如有问题及时向教师反映情况，按实验室相关规定进行赔偿。

实验内容

在头颈部正中矢状切面模型上确认：鼻腔外侧壁结构、鼻黏膜分部和形态、鼻中隔的组成和鼻旁窦的开口部位、喉腔的分部、气管的位置。在左、右肺模型上确认左、右肺的形态特点和结构。在活体上准确触摸喉结、环甲正中韧带和环状软骨。

在模型（示腹腔器官）上观察腹腔器官配布概况。观察腭扁桃体、胃、胰、十二指肠模型并确认：胃的形态和分部；十二指肠的分部；胰的形态；找出十二指肠空肠曲。在肝和胆囊的模型上确认：肝的形态和结构；肝外胆道系统的组成。胆囊的位置和分部。在活体上，确认咽峡、口腔和咽的结构。

腹后壁模型，观察并确认肾的位置、形态及被膜。沿肾盂向下观察输尿管的行程和狭窄部位。取肾的剖面模型，观察肾实质和肾窦的内容。观察膀胱的位置和毗邻。取离体膀胱标本观察其形态和分部。切开膀胱前壁，观察膀胱黏膜皱襞，确认膀胱三角。确认前列腺和精囊腺的位置和形态。观察卵巢、输卵管的位置和形态，辨认输卵管各部的特点。确认子宫的位置、形态和分部，子宫腔及通连关系。

思考题

1. 简述呼吸系统的构成。简述喉腔的分部、气管的位置。简述左、右主支气管的形态差别。简述左、右肺的形态特点和结构。

2. 简述消化系统的构成；咽峡、咽的位置、分部；腭扁桃体的位置及其表面结构；胃的形态和分部；十二指肠的分部；肝的形态和结构、肝外胆道系统的组成。

3. 简述泌尿系统的构成；输尿管的行程和狭窄部位；肾实质和肾窦的内容。

4. 简述男性女性生殖系统的构成；输精管的行程，男性尿道的分部、弯曲和狭窄；卵巢的位置，子宫的位置、毗邻及子宫的韧带；输卵管分部。

实验 4 瑞氏染色观察血细胞

实验目的

掌握血涂片的染色方法，了解血细胞种类、功能。

实验原理

把已制成的血细胞分布均匀的薄膜涂片，用复合染料染色。其着色的原理包括物理吸附及化学亲和作用。不同种类的细胞及同一细胞的不同成分及不同结构，对酸性及碱性染料的结合能力不同，因而使不同种类的细胞染成不同的颜色，呈现各自的特点。

实验材料

载玻片、推片、吸耳球、显微镜、瑞氏染料。

实验步骤

（1）瑞氏染料：由酸性染料伊红和碱性染料亚甲蓝组成的复合染料。

亚甲蓝（又名美蓝）为四甲基硫堇染料，有对醌型和邻醌型两种结构，通常为氯盐，即氯化美蓝。美蓝容易氧化为一、二、三甲基硫堇等次级染料（即天青）。伊红通常为钠盐。

将适量的伊红、美蓝溶解在甲醇中，即为瑞氏染料。

甲醇作用：一是溶解美蓝和伊红 ME，使其解离为 M+和 E+，后两者可以选择性地吸附于血细胞内的不同成分而使其着色；二是具有很强的脱水作用，可固定细胞的形态，当细胞发生凝固时，蛋白质被沉淀为颗粒状或者网状，增加细胞结构的表面积，提高对染料的吸附作用，增强染色效果。

（2）瑞氏染液的配制（Ⅰ液）：取瑞氏染料 1.0 g、甲醇 600 mL、甘油 15 mL。

将全部染料放入清洁干燥的乳钵中，先加少量甲醇慢慢地研磨（至少 30 min），以使染料充分溶解，再加一些甲醇混匀，然后将溶解的部分倒入洁净的棕色瓶内，乳钵内剩余的未溶解的染料，再加入少许甲醇细研，如此多次研磨，直至染料全部溶解，甲醇用完为止。再加 15 mL 甘油，密闭保存。

新鲜配制的染液偏碱，染色效果较差，在室温下贮存一定时间后，美蓝逐渐转变为天青后方可使用，这一过程称染料成熟。放置时间愈久，天青愈多，染色效果也就越好。但必须盖严瓶口，以免甲醇挥发或氧化成甲酸。染液中也可加中性甘油 3 mL，防止甲醇挥发或氧化，同时也可使血细胞染色较清晰。

Ⅱ液：又称磷酸盐缓冲液（pH 6.4 ~ 6.8），包含磷酸二氢钾 0.3 g、磷酸氢二钠 0.2 g、蒸馏水加至 1 000 mL。配好后用磷酸盐溶液校正 pH，如无缓冲液可用新鲜蒸馏水代替。

（3）染色方法：

① 血涂片自然干燥后，用蜡笔在两端画线，以防染色时染液外溢。随后将玻片平置于染色架上，滴加染液 3 ~ 5 滴，使其盖满血涂片，大约 1 min 后，滴加等量或稍多的Ⅱ液，用吸耳球轻轻混匀，静置 5 ~ 10 min。

② 染色 5 ~ 10 min 后，用细流水冲洗染液，待干。

③ 将干燥后的血涂片置于显微镜下观察。

注意事项

（1）瑞氏染液用前应充分摇匀，保证染色的均一性；染色液用量应充足，勿使染色液蒸发干。

（2）血液涂片应厚薄均匀，必须充分干燥，否则在染色过程中容易脱落，影响染色效果。

思考题

1. 简述血细胞的分类及其特点。
2. 瑞氏染色的原理是什么？
3. 瑞氏染色的注意事项有哪些？

实验 5　出血时间和凝血时间测定

实验目的

学习出血时间、凝血时间的测定方法；熟悉出血时间、凝血时间检测的意义；了解影响血液凝固的因素。

实验原理

出血时间是指从小血管破损出血起至自行停止出血所需的时间，实际是测量微小血管口封闭所需时间。出血时间的长短与小血管的收缩，血小板的粘着、聚集、释放以及收缩等功能有关。出血时间测定可检查生理止血过程是否正常及血小板的数量和功能状态。

凝血时间是指血液流出血管到出现纤维蛋白细丝所需的时间。测定凝血时间主要反映有无凝血因子缺乏或减少。血液凝固过程可分为三个互相联系的主要阶段，任何一个阶段被破坏，凝血过程就终止，而血液凝固的过程实际上是纤维蛋白形成的过程。

实验材料

采血针、75%酒精棉球、干棉球、秒表、滤纸条、玻片及大头针等。影响血液凝固的因素的实验需要动物新鲜血液、细胞悬液、草酸钾、液状石蜡、肝素、棉花等。

实验步骤

（1）出血时间的测定：以75%酒精棉球消毒耳垂或末节指端后，用消毒后的采血针快速刺入皮肤2～3 mm深，让血自然流出。立即记下时间，每隔30 s用滤纸条轻触血液，吸去流出的血液，使滤纸上的血点依次排列，直到无血液流出为止，记下开始出血至停止出血的时间，或以滤纸条上血点数除以2即为出血时间。正常人的出血时间为1～4 min。

（2）凝血时间的测定：操作同上，刺破耳垂或指端后，用玻片接下自然流出的第一滴血，立即记下时间，然后每隔30 s用针尖挑血一次，直至挑起细纤维血丝。从开始流血到挑起细纤维血丝的时间即为凝血时间。正常人的凝血时间为2～8 min。

（3）采血注意事项：采血针应锐利，让血自然流出，不可挤压。刺入深度要适宜，如果过深，组织受损过重，反而会使凝血时间缩短。针尖挑血，应朝向同一个方向横穿直挑，勿多方向挑动和挑动次数过多，以免破坏纤维蛋白。

思考题

1. 简述出血时间、凝血时间检测的意义及注意事项。
2. 分析影响血液凝固的因素有哪些。

实验 6　血压调节实验

实验目的

本实验通过直接法检测家兔动脉血压的变化来反映心血管活动的变化。学生学习血压变化的神经体液性调节和了解动物（家兔）动脉血压的直接测量方法，掌握血压的调节因素。

实验原理

心脏受交感神经和副交感神经支配。心交感神经兴奋使心跳加快加强，传导加速，从而使心输出量增加。支配心脏的副交感神经为迷走神经，兴奋时心率减慢，心房收缩力减弱，房室传导减慢，从而使心输出量减少。

支配血管的植物性神经绝大多数属于交感缩血管神经，兴奋时使血管收缩，外周阻力增加。同时由于容量血管收缩，促进静脉回流，心输出量也增加。心血管中枢通过反射作用调节心血管的活动，改变心输出量和外周阻力，从而调节动脉血压。

心血管活动除受神经调节外，还受体液因素的调节，其中最重要的为肾上腺素和去甲肾上腺素。它们对心血管的作用既有共性，又有特殊性。肾上腺素对α与β受体均有激活作用，使心跳加快，收缩力加强，传导加快，心输出量增加。它对血管的作用取决于两种受体中哪一种占优势。去甲肾上腺素主要激活受体α，对β受体作用很小，因而使外周阻力增加，动脉血压增加。其对心脏的作用远较肾上腺素为弱。静脉内注入去甲肾上腺素时，血压升高，可反射性地引起心动过缓。

实验材料

家兔，二道生理记录仪、血压换能器、电刺激器、保护电极、兔手术台、哺乳动物手术器械、照明灯、铁支架、双凹夹、烧瓶夹、试管夹、气管插管、动脉夹、三通管、塑料动脉插管、放血插管、注射器（1 mL、5 mL、20 mL）、有色丝线、纱布、棉花、1%戊巴比妥钠、1∶1 000 肝素、1∶10 000 去甲肾上腺素、12.5 U/mL 肝素生理盐水、生理盐水。

实验步骤

（1）实验记录装置准备：将血压换能器固定在铁支架上，换能器的位置大致与心脏在同一水平。将换能器电缆与二道生理记录仪的血压放大器输入插座相连，检查仪器，调整记录参数、走纸速度。

（2）家兔的麻醉与固定：用1%戊巴比妥钠以30～35 mg/kg体重的剂量由耳缘静脉缓慢注入。动物麻醉后，背位固定于手术台上。

（3）气管插管：剪去颈部的毛，沿颈正中线作5～7 cm的皮肤切口。分离皮下组织及肌肉，暴露、分离气管。在气管下方穿一丝线，于甲状软骨下方2～3 cm处作"⊥"形切口，插入气管，以丝线结扎固定。

分离内脏大神经：将动物右侧卧位。在腰三角作一长4～5 cm的斜行切口，逐层分离肌肉，直至见到腹膜，然后从腹膜后找到左肾，将左肾向下推压，在其右上方可见到一粉红色黄豆大小的肾上腺。沿肾上腺向上寻找内脏大神经。

分离颈部神经和血管：在气管两侧辨别并分离颈总动脉、迷走神经、交感神经和降压神经。三条神经中，迷走神经最粗，交感神经次之，降压神经最细，常与交感神经紧贴在一起。分别在各神经下方穿以不同颜色的丝线备用。分离时特别注意不要过度牵拉，并随时用生理盐水湿润。颈总动脉下方穿两条线备用。

（4）插动脉插管：静脉注射肝素（1 000 U/kg）以抗血凝。在左侧颈总动脉的近心端夹一动脉夹，并在动脉夹远心端距动脉交约3 cm处结扎。用小剪刀在结扎线的近侧剪一小口，向心脏方向插入动脉插管，由备用的线结扎固定（注意此时血压换能器内的压力应保持在13.3 kPa左右）。

（5）记录血压：小心松开动脉夹，即可见血液冲进动脉插管。拨通二道记录仪"测量"开关，记录血压曲线。

（6）实验结果记录。

① 观察正常血压曲线：辨认血压液的一级波和二级波，有时可见三级波。

② 夹闭颈总动脉：用动脉夹夹闭右侧颈总动脉15 s，观察血压的变化。

③ 电刺激降压神经：以中等强度电流刺激降压神经15～20 s，观察血压的变化。在神经中部结扎剪断，分别刺激其中枢端与外周端，观察电压的变化。

④ 电刺激迷走神经：结扎并剪断右侧迷走神经，电刺激其外周端，观察血压的变化。

⑤ 静脉注射去甲肾上腺素：由耳缘静脉注入1∶10 000去甲肾上腺素0.3 mL，观察血压的变化。

⑥ 放血、补液：从右侧颈总动脉（或股动脉）插管放血20～50 mL，观察血压的变化。然后迅速补充37 ℃生理盐水，观察血压的变化。

（7）注意事项。

① 麻醉药注射量要准，速度要慢，同时注意呼吸变化，以免过量引起动物死亡。如实验时间过长，动物苏醒挣扎，可适量补充麻醉药。

② 在整个实验过程中，要保持动脉插管与动脉方向一致，防止刺破血管或引起压力传递障碍。

③ 每项实验前要有观察对照，施加条件时要手按"标记"，实验完毕后加以注释。

④ 注意保护神经不要过度牵拉，并经常保持湿润。

⑤ 实验中，注射药物较多，注意保护耳缘静脉。最后一项观察因放血后血压降低，血管充盈不良，静脉穿刺困难，应在放血前做好补液准备。

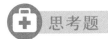 **思考题**

1. 夹闭一侧颈总动脉，血压发生什么变化？机制如何？
2. 刺激兔完整的降压神经及其中枢端和外周端，血压各有何变化？为什么？
3. 静脉注射去甲肾上腺素，血压有何变化？为什么？
4. 影响血压的神经体液因素有哪些？为什么？

实验 7 血型鉴定

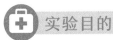 **实验目的**

了解血型的分类和鉴定方法，掌握 ABO 血型鉴定的原理及医学意义。

实验原理

人类 ABO 血型系统包括四种主要的表现型：A、B、O 和 AB。ABO 血型由红细胞上 A 和 B 抗原的有或无决定，人体存在与自身血型抗原不对应的天然的血型抗体。ABO 血型鉴定是用已知的 A、B 血型抗体（或抗原）检测人体红细胞的血型抗原（或血清中血型抗体）的实验技术。常用盐水凝集反应检测红细胞上存在的血型抗原，以及血清中存在的血型抗体。本实验介绍常用的玻片凝集反应和免疫固相法鉴定 ABO 血型的方法。

玻片凝集反应是在适当电解质参与下，用已知抗 A、抗 B 血型抗体，分别与未知的待检红细胞在玻片上进行抗原抗体结合反应，出现凝集现象即为阳性，不适于反向定型。

免疫固相法是将已知血型抗体吸附于固相载体上，检测红细胞表明血型抗原的方法。即将抗 A、抗 B 单克隆抗体分别固定于多孔固相载体上，当待测样本中的红细胞与固相抗体发生抗原抗体结合反应，红细胞即被截留在固相载体上，显示为红色，为阳性反应；如未发生抗原抗体结合反应，红细胞则不能被截留，显示为无色，为阴性反应。

1. ABO 血型鉴定（玻片法）

实验材料

抗 A（B 型血）、抗 B（A 型血）血清，受检者血液、采血针、玻片、棉签棒、棉签、70% 酒精。

实验步骤

玻片法一般只能做正定型，检测红细胞上的 A 或 B 抗原。

（1）载玻片标记：取一洁净载玻片，用记号笔在载玻片做标记 A 和 B。

（2）滴加血清：加 1 滴抗 A 血清（标准血清）到载玻片 A 处；加 1 滴抗 B 血清（标准血清）到载玻片 B 处，注意避免混合。

（3）消毒采血：手指（无名指或中指）皮肤用碘伏消毒后，用无菌采血针刺破指腹皮肤，分别在载玻片的 A 和 B 处各滴加几滴，或者用无菌牙签棒（棉签棒）的一端刮去少许血液加在 A 处并混匀，用无菌牙签棒的另一端刮去少许血液加在 B 处并混匀。

注意：用牙签棒将混合物均匀分散开。不断地从一边到另一边轻轻倾斜转动玻片，持续 2～5 min。在此期间不要将玻片放在热表面上。

（4）判断结果：任何 ABO 定型试剂与红细胞反应表现强凝集都是阳性结果；在反应 5 min 后红细胞仍呈现均匀悬液是阴性结果；弱阳性或可疑结果应使用试管法进一步确认。

（5）整理实验台：实验完成后，各组整理实验台。

2. ABO 血型鉴定（固相法）

实验材料

ABO 血型正定型试剂盒、待检血液、采血针、玻璃试管、棉签棒、棉签、70%酒精、一次性滴管。

实验步骤

（1）实验前将测试卡从纸盒中取出，如有冷藏保存的，必须平衡到室温，编号，撕开铝箔袋取出检测卡，平放于台面上。

（2）如有冷藏保存的待测样本，须从储存条件下取出，平衡到室温再进行实验。

（3）指端末梢血的采集，须先用灭菌过的玻璃试管收集指端末梢血，再使用试剂盒内配置的一次性滴管加样。

（4）用试剂盒内的一次性滴管吸取待测样本，在测试卡的两个 S 窗口分别加入 1 滴（约 10 μL）待测样本；加样 1 min 后，在 D 窗口，用滴瓶连续加样本冲洗 5 滴（约 250 μL）。

（5）加完样本冲洗液 1 min 后，在 S 窗口观察结果，30 min 后观察结果无效。

（6）如 S 窗口两者均凝集为红色，则为 AB 型血型，S 窗口两者均不凝集为红色则为 O 型血型，测试卡 A 侧或 B 侧的 S 窗口凝集为红色，则为 A 型或 B 型血型；弱阳性或可疑结果应使用试管法进一步确认。

注意事项

（1）本检测试剂卡仅用于体外诊断，属于一次性试剂。

（2）本检测试剂卡一般置于 2～30 ℃干燥保存。

思考题

1. 简述 ABO 血型玻片法正定型的基本原理和方法。
2. 简述 ABO 血型固相法正定型的基本原理和方法。
3. 简述 ABO 血型鉴定的医学意义。
4. 简述临床输血的基本原则。

实验 8　　细菌的形态与结构观察

实验目的

掌握细菌（葡萄球菌、链球菌、脑膜炎双球菌、大肠杆菌、炭疽杆菌、白喉杆菌、结核杆菌、霍乱弧菌）的基本结构特征（形态、大小、排列和染色性），并能够进行区别，熟悉细菌的特殊结构（荚膜、鞭毛、芽孢）的特征及医学意义，了解显微镜使用与保护方法、革兰氏染色方法及结果判定。

实验原理

革兰氏染色：革兰阳性细菌细胞壁的肽聚糖层较厚，经乙醇处理后发生脱水作用而使孔径缩小，通道弯曲，结晶紫与碘的复合物保留在细胞内而不被脱色；而革兰阴性细菌的肽聚糖层很薄，脂肪含量高，经乙醇处理后孔径仍可使结晶紫与碘的复合物通过，因而将染料洗去而被脱色。

实验材料

细菌示教片（葡萄球菌、链球菌、脑膜炎双球菌、大肠杆菌、炭疽杆菌、白喉杆菌、结核杆菌、霍乱弧菌、肺炎球菌、变形杆菌、破伤风杆菌）、葡萄球菌与大肠杆菌的混合液（37 ℃下斜面培养 10 h 左右）、结晶紫染液、95%乙醇、碘液、稀释复红染液、蒸馏水、记号笔、载玻片、接种针、酒精灯、火柴、二甲苯、香柏油、擦镜纸、光学显微镜。

实验步骤

（1）细菌形态观察，将葡萄球菌、链球菌、脑膜炎双球菌、大肠杆菌、炭疽杆菌、白喉杆菌、结核杆菌、霍乱弧菌等示教片置于显微镜下油镜下观察，革兰阳性菌为紫色，革兰阴性菌为红色。

（2）细菌特殊结构观察，将肺炎球菌、变形杆菌、破伤风杆菌等示教片置于显微镜下油镜下观察，观察特殊结构（荚膜、鞭毛、芽孢）的特征。

（3）革兰染色法。

① 制片：取清洁载玻片一张，用玻璃蜡笔在玻片上画一个大小适中、闭合的圆圈，将接种环灭菌后，从混合菌液取两接种环的菌膜，在圆内涂成均匀薄膜。接种环灭菌放回架上。

② 干燥：涂片在室温中自然干燥。

③ 固定：将干燥后的涂片涂菌面朝上通过酒精灯两到三次，通过时稍做停留，注意温度不可太高，以玻片加温面触及皮肤感微烫而尚能忍受为度。

④ 染色。

初染：在已固定涂片上加结晶紫染液，以全面覆盖涂膜为度，染 1 min 后用细流水徐缓冲洗，洗后再将玻片上积水轻轻甩净。

媒染：滴加媒染剂碘液，约 1 min 后用细流水冲洗，并将玻片上积水轻轻甩净。

脱色：滴加 95%酒精数滴，轻轻前后摇动玻片数秒钟（30 s），使均匀脱色，然后斜持玻片，立即用细流水冲去酒精，并将玻片上积水轻轻甩净。

复染：滴加稀释复红染液复染 1 min 后，用细水冲洗，甩去积水，用吸水纸吸干水（一定要吸干水）。

⑤ 镜检：在涂片上滴香柏油一滴，通过油镜检查。

⑥ 结果：革兰氏阳性菌经结晶紫与碘液染色后，不易被酒精脱色，染成紫色；革兰氏阴性菌易被酒精脱色，经稀释复红复染后染成红色。

思考题

1. 分析细菌特殊结构及其有何医学意义。
2. 简述革兰染色法的原理、方法与应用。

实验 9　　免疫胶体金技术

实验目的

了解胶体金的特性及其在医学上的应用，学会使用免疫层析试剂条检测可溶性物质分子（如激素、蛋白质、药物等）的方法，掌握免疫层析检测 HCG 的原理及其在使用中的注意事项。

 实验原理

　　胶体金颗粒的性质：氯金酸在实验条件下，可聚合为 0.8 ~ 100 nm 大小的胶体金颗粒。其中 3 ~ 5 nm 是橙黄色，10 ~ 20 nm 是酒红色，30 ~ 80 nm 是紫红色。3 ~ 5 nm 的胶体金颗粒标记特异性抗体或抗原效果最好，但常用 10 ~ 20 nm 胶体金颗粒标记特异性抗体或抗原。胶体金可以和各种蛋白质结合，在免疫组织化学技术中，习惯上将胶体金结合蛋白质的复合物称为金探针。用于免疫测定时，胶体金与抗原或抗体结合，这类胶体金结合物为红色，常称为免疫金复合物。胶体金与蛋白质结合的机制尚不十分清楚，一般认为是物理吸附性的。胶体金颗粒带有一层表面阴性电荷，与蛋白质表面的阳性电荷通过静电感应相吸附。

　　常用的方法有斑点免疫层析，广泛使用的尿液 HCG/LH 等激素硝酸纤维素膜诊断条，本实验以斑点免疫层析检查 HCG 为例。

　　试剂条组成及原理见图 3-1。诊断条上 A/B 区是吸水性纤维，G 区是胶体金标记的抗体（抗 HCG 抗体）区，C 区是含有用抗-抗体（抗 HCG 的抗体）的质控区，T 区是抗 HCG 抗体的检测区。采用胶体金标记抗体，以硝酸纤维素膜为载体，利用微孔膜毛细管作用，使膜一端的液体慢慢向另一端渗移（层析现象），使抗原抗体反应和洗涤在同一渗滤膜上，反应后根据在膜上的颜色判断结果。

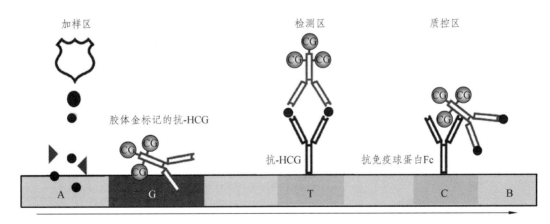

图 3-1　免疫层析试验检测 HCG 试剂结构与原理

 实验材料

　　标本：妊娠尿、非妊娠尿。
　　材料：HCG 检测试剂条、样本尿杯、试管。

实验步骤

（1）将 HCG 检测试剂条从冰箱拿出后，室温放置 20 min 后方可进行检测。

（2）拿出试剂条，蘸取尿样本约 5 s，样本液体界面勿超过 MAX 检测线。

（3）水平放置 5 min 后，观察并分析实验结果。

阳性结果：当尿中 HCG 与 G 区的金标记抗体形成复合物，上行至 T 区检测区，则会在此形成显色的条带，即金标夹心复合物；过量的金标记抗体复合物继续行至 C 区质控区，则会在此处形成显色的条带，即金标间接抗体复合物；即条带上有两条显色的条带为阳性。

阴性结果：当尿（无 HCG）至 G 区后，金标记抗体溶于尿液上行至 T 区检测区，不能形成显色条带，金标记抗体继续行至 C 区质控区，则会在此处形成显色的条带，即金标间接抗体复合物；即条带上有一条显色的条带为阴性。

不论阳性或阴性，在 C 区质控区均形成显色的条带，如果试剂条在此处无显色条带形成，则试剂条失效。

注意事项

（1）将试条有标志线的下端浸入尿液标本中，深度不可超过标志线（MAX 标识），若超过，可能会出现假阴性或阳性结果。

（2）蘸取尿液约 5 s 后取出平放，5 min 内观察结果。两条红线为（＋），提示尿中含 HCG。一条红线为（－），表示不含 HCG。时间不能小于 5 min，时间过短，可能有假阴性。

思考题

1. 免疫胶体金技术检测 HCG 的原理是什么？用途有哪些？

2. 免疫胶体金技术检测 HCG 的注意事项有哪些？

3. 免疫胶体金技术有哪些用途？请举例说明。

实验 10　肺活量的测定

实验目的

学会简单肺量计的使用及肺活量测定的方法。

⊕ 实验原理

呼出的气体导入密闭容器，其容积的变化即可反映呼出的气体量。

⊕ 实验材料

简单肺量计（或 MedLab 肺功能测定仪、MedLab 生物信号采集处理系统）、鼻夹、酒精棉球。

⊕ 实验步骤

（1）测定前，将肺量计外筒盛水至筒内通气管顶端下 3 cm 处。将浮筒内空气排出，调整指针于 0 后，关闭排气活塞，吹气口用酒精棉球擦拭。

（2）受试者先练习做几次深呼吸运动（鼻吸气，口呼气），而后在深吸气之末，迅速捏鼻，向肺量计吹气门内从容缓慢做最大呼气，直至不能再呼气时为止，此时指针所指的数值即为肺活量。如此可连测 3 次，取其中最大值为标准。

（3）也可用 MedLab 肺功能测定仪与 MedLab 生物信号采集处理系统配合使用，测定肺活量。

（4）按下式计算你的肺活量，并与你所测的肺活量进行比较，看是否正常。

$$男性：肺活量 = 2\,310 \times 体表面积（m^2）$$
$$女性：肺活量 = 1\,800 \times 体表面积（m^2）$$

⊕ 注意事项

（1）每次使用肺量计前，应预先检查肺量计是否漏气、漏水，平衡锤的重量是否合适。

（2）肺量计中的水装得不能太少或太多，并使水温与室温相近。

（3）吹气时应防止从鼻孔或口角漏气。

⊕ 思考题

1. 什么是肺活量？
2. 测定肺活量有何意义？

实验 11 视敏度的测定

⊕ 实验目的

通过实验了解对视敏度（视力）测定的原理、方法及其意义。

实验原理

视敏度也叫作视力，指眼辨别物体两点间最小距离的能力，通常以物体两点发出的光线相对于眼之间的夹角，即视角作为衡量指标。当视角为 1′时，物体成于视网膜的物像略大于视锥细胞的直径，使其两点的物像分别落在两个视锥细胞上且中间隔着一个未兴奋的细胞，才能被视觉中枢识别为两点。因此，人正常视力可分辨的最小视角约为 1′。各种用于检查视力的视力表都是根据这个原理设计，检查眼可辨别的最小视角。可以不同方式记录，如小数法、分数法等，我国普遍采用的标准对数视力表则采用五分法记录。标准对数视力表是由 14 个不同方向的"E"排列而成，自上而下依次减小，字母相对眼可形成不同的视角，其记录视力方法：视力 = 5 − lg α，其中 α 为视角，以分为单位。例如：第 11 行在 5 m 远的距离上，字母每一笔画的宽度以及每一笔画之间的距离，都与眼形成 1′的视角，则其视力为 5.0；而第 1 行的字母较大，在 5 m 远的距离上，与眼形成的视角为 10′，则其视力为 4.0，其余以此类推。在视力表的两旁，注明了该行字母的视角及相应视力，人们可方便地使用。

实验材料

受检者、标准对数视力表，遮眼板、指标棒、米尺。

实验步骤

（1）将对数视力表挂在光度适当、照明均匀的墙壁上，视力表第 11 行视标字母应与受试者两眼同一高度。受检者站在距离视力表 5 m 处。

（2）受试者用遮光板遮住一眼，主试者用指示棒从表的上面第一行开始，依次指向各行字母，令受检者说出或用手指出字母的开口方向，直至受检者不能看清为止。受检者能辨别清楚字母最后一行左侧所标的阿拉伯数字，即为其 5 分记录的视力数。

（3）如视力低于 4.0 时，即在 5 m 距离不能辨别最大视标时，令受试者向视力表方向移近，到能辨别最大视标时为止，测定其与视力表的距离，按照以下公式计算：

1/视角（α）= 受试者与视力表的距离（d）/能看清字母行数的设计距离（D）

视力 = 5 − lg α = 5 − lg（D/d）

（4）然后再用同法测定另一眼的视力。

思考题

1. 视力检测有何临床意义？
2. 试述近视形成的可能原因。

第四章

健康营养学实验

　　食物是人类赖以生存的物质基础，供给人体必需的各类营养。健康营养学是研究食物中对人体有益的成分及人体摄取和利用这些成分以维持、促进健康的规律和机制，在此基础上采取具体的措施改善人类健康、提高生命质量。即合理营养能够维持机体的正常功能，促进体力和智力的发育，促进健康，预防疾病。合理营养是通过合理膳食来实现的，不同食物所含的营养素的数量和质量不同，合理营养即为机体提供各种营养素的质量与数量是否适宜。因此，合理营养对维持生理功能、生长发育、促进健康及预防疾病至关重要。本章主要包括食物样品的采集与制备、人体体格测量与营养状况评价、膳食营养调查与特殊人群日常食谱设计、限钠膳食设计、血清总胆固醇测定、营养缺乏所致疾病的案例讨论等实验项目。

实验 1 食物样品的采集与制备

样品是指从某一总体中抽出的一部分，食品采样是指从较大批量食品中抽取能较好地代表其总体样品的方法。食品卫生监督部门或食品企业自身为了解和判断食品的营养与卫生质量，或查明食品在生产过程中的卫生状况，可使用采样检验的方法。根据抽样检验的结果，结合感官检查，可对食品的营养价值和卫生质量做出评价，或协助企业找出某些生产环节中存在的主要卫生问题。食品采样是食品检测结果准确与否的关键，也是食品营养卫生专业人员必须掌握的一项基本技能。

实验目的

食品采样的主要目的是鉴定食品的营养价值和卫生质量，包括食品中营养成分的种类、含量和营养价值；食品及其原料、添加剂、设备、容器、包装材料中是否存在有毒有害物质及其种类、性质、来源、含量、危害等。食品采样是进行营养指导、开发营养保健食品和新资源食品、强化食品的卫生监督管理、制定国家食品卫生质量标准以及进行营养与食品卫生学研究的基本手段和重要依据。

实验材料

（1）一般常用工具：包括钳子、螺丝刀、小刀、剪刀、镊子、罐头及瓶盖开启器、手电筒、蜡笔、圆珠笔、胶布、记录本、照相机等。

（2）专用工具：如长柄勺，适用于散装液体样品采集；玻璃或金属采样器，适用于深型桶装液体食品采样；金属探管和金属探子，适用于采集袋装的颗粒或粉末状食品；采样铲，适用于散装粮食或袋装的较大颗粒食品；长柄匙或半圆形金属管，适用于较小包装的半固体样品采集；电钻、小斧、凿子等可用于已冻结的冰蛋；搅拌器，适用于桶装液体样品的搅拌。

（3）盛样容器：盛装样品的容器应密封，内壁光滑、清洁、干燥，不含有待鉴定物质及干扰物质。容器及其盖、塞应不影响样品的气味、风味、pH 值及食物成分。

盛装液体或半液体样品常用防水防油材料制成的带塞玻璃瓶、广口瓶、塑料瓶等；盛装固体或半固体样品可用广口玻璃瓶、不锈钢或铝制盒或盅、搪瓷盅、塑料袋等。

采集粮食等大宗食品时应准备四方搪瓷盘供现场分样用；在现场检查面粉时，可用金属筛选，检查有无昆虫或其他机械杂质等。

实验步骤

（1）采样准备：采样前必须审查待鉴定食品的相关证件，包括商标、运货单、质量检验证明书、兽医卫生检疫证明书、商品检验机构或卫生防疫机构的检验报告单等。还应了解该批食品的原料来源、加工方法、运输保藏条件、销售中各环节的卫生状况、生产日期、批号、规格等；明确采样目的，确定采样件数，准备采样用具，制定合理可行的采样方案。

（2）现场调查：了解并记录待鉴定食品的一般情况，如种类、数量、批号、生产日期、加工方法、贮运条件（包括起运日期）、销售卫生情况等。观察该批食品的整体情况，包括感官性状、品质、储藏、包装情况等。进行现场感官检查的样品数量为总量的 1%～5%。有包装的食品，应检查包装物有无破损、变形、受污染；未经包装的食品要检查食品的外观，有无发霉、变质、虫害、污染等。并应将这些食品按感官性质的不同及污染程度的轻重分别采样。

（3）采样方法：采样一般皆取可食部分；不同食品应使用不同的采样方法。

① 液体、半液体均匀食品：采样以一池、一缸、一桶为一个采样单位，搅拌均匀后采集一份样品；若采样单位容量过大，可按高度等距离分上、中、下三层，在四角和中央的不同部位每层各取等量样品，混合后再采样；流动液体可定时定量从输出的管口取样，混合后再采样；大包装食品，如用铝桶、铁桶、塑料桶包装的液体、半液体食品，采样前需用采样管插入容器底部，将液体吸出放入透明的玻璃容器内做现场感官检查，然后将液体充分搅拌均匀，用长柄勺或采样管取样。

② 固体散装食品：大量的固体散装食品，如粮食、油料种子、豆类、花生等，可采用几何法、分区分层法采样。几何法即把一堆物品视为一种几何立体（如立方体、圆锥体、圆柱体等），取样时首先把整堆物品设定或想象为若干体积相等的部分，从这些部分中各取出体积相等的样品混合为初级样品。对在粮堆、库房、船舱、车厢里堆积的食品进行采样，可采用分层采样法，即分上、中、下三层或等距离多层，在每层中心及四角分别采取等量小样，混合为初级样品；对大面积平铺散装食品可先分区，每区面积不超过 50 m²，并各设中心、四角 5 个点，两区以上者相邻两区的分界线上的两个点为共有点，例如两区共设 8 个点，三区共设 11 个点，以此类推。边缘上的点设在距边缘 50 cm 处。各点采样数量一致，混合为初级样品；对正在传送的散装食品，可从食品传送带上定时、定量采取小样；对数量较多的颗粒或粉末状固体食品，需用"四分法"采样，即把拟取的样品（或初级样品）堆放在干净的平面瓷盘、塑料盘或塑料薄膜上，然后从下面铲起，在中心上方倒下，再换一个方向进行，反复操作直至样品混合均匀。然后将样品平铺成正方形，用分样板画两条对角线，去掉其中两对角的样品，剩余部分再按上述方法分取，直到剩下的两对角样品数量接近采样要求为止。袋装初级样品也可事先在袋内混合均匀，再平铺成正方形分样。

③ 完整包装食品：大桶、箱、缸的大包装食品于各部分按 $\sqrt{总件数/2}$ 或 $\sqrt{总件数}$ 取一定件数样品，然后打开包装，使用上述液体、半液体或固体样品的采样方法采样；

袋装、瓶装、罐装的定型小包装食品（每包<500 g），可按生产日期、班次、包装、批号随机采样；水果可取一定的个数。

④ 不均匀食品：蔬菜、鱼、肉、蛋类等食品应根据检验目的和要求，从同一部位采集小样，或从具有代表性的各个部位采取小样，然后经过充分混合得到初级样品。肉类应从整体各部位取样（不包括骨及毛发）；鱼类，大鱼从头、体、尾各部位取样，小鱼可取 2~3 条；蔬菜，如葱、菠菜等可取整棵，莲白、青菜等可从中心剖开成二或四个对称部分，取其中一个或两个对称部分；蛋类，可按一定个数取样，也可根据检验目的将蛋黄、蛋清分开取样。

⑤ 变质、污染的食品及食物中毒可疑食品：可根据检验目的，结合食品感官性状、污染程度、特征等分别采样，切忌与正常食品相混。

（4）采样数量：采样数量应能反映该食品的卫生质量和满足检验项目对样品量的需要，一式 3 份，分别供检验、复验与备查或仲裁用，每份样品一般不应少于 500 g。同一批号的完整小包装食品，250 g 以上的包装不得少于 6 个，250 g 以下的包装不得少于 10 个。

（5）采样记录：做好现场采样记录。

其内容包括：检验项目、品名、生产日期或批号、产品数量、包装类型及规格、贮运条件及感官检查结果；还应写明采样单位和被采样单位名称、地址、电话、采样日期、容器、数量，采样时的气象条件、检验项目、标准依据及采样人等。无采样记录的样品，不应接受检验。采样后填写采样收据一式两份，由采样单位和采样人签名盖章并分别保存。还应填写送检单，内容包括样品名称、生产厂名、生产日期、检验项目、采样日期，有些样品应简要说明现场及包装情况、采样时做过何种处理等。

➕ 样品运输

采好的样品应放在干燥洁净的容器内，密封，避光存放，并在尽可能短的时间内送至实验室。运送途中要防止样品漏、散、损坏、挥发、潮解、氧化分解、污染变质等。气温较高时，样品宜低温运送。送回实验室后要在适宜条件下保存。

如果送检样品经感官检查已不符合食品卫生标准或已有明显的腐败变质，可不必再进行理化检验，直接判为不合格产品。

➕ 样品制备

用作检验的样品必须制成平均样品，其目的在于保证样品均匀，取任何部分都能较好地代表全部待鉴定食品的特征。应根据待鉴定食品的性质和检测要求采用不同的制备方法。样品制备时，必须先去除果核、蛋壳、骨和鱼鳞等非可食部分，然后再进行样品的处理。一般固体食品，可用粉碎机将样品粉碎，过 20~40 目筛；高脂肪固体样品（如花生、大豆等）需冷冻后立即粉碎，再过 20~40 目筛；高水分食品（如蔬菜、水果等）多用匀浆法；肉类用绞碎或磨碎法；能溶于水或有机溶剂的样品成分，则用溶解法处理；蛋类去壳后用打蛋器打匀；液体或浆体食品如牛奶、饮料、植物油及各种液体调味品等，可用玻璃棒或电动搅拌器将样品充分搅拌均匀。

根据食品种类、理化性质和检测项目的不同，供测试的样品往往还需要做进一步的处理，如浓缩、灰化、湿法消化、蒸馏、溶剂提取、色谱分离和化学分离等。

检验方法

凡有国家标准检测方法的检测项目，应使用国家标准检测方法进行检验。在国家标准测定方法中同一检验项目如有两个或两个以上检验方法时，各实验室可根据不同条件选择使用，但应以第一法为仲裁法。在无相应的国家标准检测方法的情况下，可使用其他来源的检测方法（如行业标准、地方标准、企业标准规定的方法；专业杂志和书籍中的方法；实验室自行建立的方法等），但使用前应进行方法的确认或验证。

样品留样

样品在检验结束后一般应保留至少一个月，以备需要时复查，保留期限从检验报告单签发之日算起。易变质食品不予保留，保留样品应加封后存放在适当的地方，并尽可能保持其原状。留样方法可根据食品种类、性质、检验项目、保留条件及合同中的有关规定来决定。

对检验结果有怀疑或有争议时，可对样品进行复验。国际贸易中，双方在交货时，对食品的质量是否符合合同中的规定产生分歧时，也需进行复验。如双方争执较大，还应由双方一起采样，将样品送权威和公正的第三方检验机构进行仲裁检验。

思考题

1. 食品样品采集应遵循什么原则？
2. 食品样品运输保存应遵循什么原则？

实验 2　人体体格测量与营养状况评价

实验目的

使学生掌握营养评价中常用的人体形态、体格测量方法及注意事项，熟悉有关器械的使用和校正方法。

实验原理

身体的生长发育和正常体形的维持不但受遗传因素的影响，更重要的是受营养因素的影响，所以常常把身长、体重，以及体形方面的测量参数用作评价营养状况的综合观察指标。

实验材料

软尺、体重秤、身高测试仪、皮褶计。

实验步骤

（1）体重：被测者在测量之前 1 h 内禁食，排空尿液粪便。测量时脱去衣服、帽子和鞋袜，只着背心（或短袖衫）和短裤，安定地站（坐或卧）于秤盘中央。读数以 kg 为单位，记录至小数点后两位。

（2）身高：测量身高应当固定时间。一般在上午 10 时左右，此时身长为全日的中间值。上肢自然下垂，足跟并拢，足尖分开成 60°，足跟、骶骨部及两肩区与立柱相接触，躯干自然挺直，头部正直，耳屏上缘与眼眶下缘成水平位。

测试人员站在受试者右侧，将水平压板轻轻沿立柱下滑，轻压于受试者头顶。测试人员读数时双眼应与压板平面等高进行读数，以 cm 为单位，精确到小数点后一位（0.1 cm）。

（3）胸围：受试者自然站立，两脚分开与肩同宽，双肩放松，两上肢自然下垂，平静呼吸。两名测试人员分别立于受试者的面前和背后共同进行胸围测量。将卷尺上缘经背部肩胛下角下缘向胸前围绕一周。男生及未发育女生，卷尺下缘沿乳头上缘；已发育女生，卷尺在乳头上方与第四肋骨齐平。卷尺围绕胸部的松紧度应适宜，以对皮肤不产生明显压迫为度，应在受试者吸气尚未开始时读取数值，卷尺上与 0 点相交的数值为胸围值，以 cm 为单位，精确到小数点后一位（0.1 cm）。

（4）上臂围：使用无伸缩材料制成的卷尺，刻度需读至 0.1 cm。

上臂围包括上臂紧张围与上臂松弛围，两者差值反映肌肉的发育情况，差值越大表示肌肉发育状况越好；差值越小表示脂肪发育越好。

① 上臂紧张围：上臂肱二头肌最大限度收缩时的围度。被测者上臂斜平举约 45 度，手掌向上握拳并用力屈肘；测试者站在其侧面或对面，将卷尺在臂肱二头肌最粗处绕一周进行测量。

② 上臂松弛围：上臂肱二头肌最大限度松弛时的围度。在测量上臂紧张围后，将卷尺保持原来位置不动，令被测者将上臂缓慢伸直，将卷尺在上臂肱二头肌最粗处绕一周进行测量。注意测量误差不要超过 0.5 cm。

（5）腰围：被测试者自然站立，平视前方。测试员选肋下缘最低部和髂前上棘最高点，连线中点，以此中点将卷尺水平围腰一周，在被测者呼气末、吸气未开始时读数。注意被测者勿用力挺胸或收腹，要保持自然呼吸状态。注意测量误差不要超过 1 cm。

（6）臀围：被测者自然站立，臀部放松，平视前方，测试员将卷尺置于臀部向后最突出部位，以水平围绕臀部一周测量。被测试者要放松臀部，保持自然呼吸状态。注意测量误差不要超过 1 cm。

（7）坐高：受试者坐于身高坐高计的坐板上，使骶骨部、两肩胛区靠立柱，躯干自然挺直，头部正直，两眼平视前方，以保持耳屏的上缘与眼眶下缘成水平位。两腿并拢，大腿与地面平行，与小腿成直角。上肢自然下垂，双手不得支撑坐板，双足平踏在地面上。如受试者小腿短，适当调整踏板高度以维持正确检测姿势。

测试人员站于受试者的右侧，将水平压板轻轻沿立柱下滑，轻压受试者头顶。测试人员两眼应与压板成水平位进行读数，以 cm 为单位，精确到小数点后一位。注意测量误差不要超过 0.5 cm。

（8）皮褶厚度：测量一定部位的皮褶厚度可以表示或计算体内脂肪量。脂肪的变动与热能供给十分密切。

① 三头肌部：左上臂背侧中点上约 2 cm 处。测试者立于被测者的后方，使被测者上肢自然下垂，测试者以左手拇指及食指将皮肤连同皮下组织捏起，然后从拇指下测量 1 cm 左右的皮褶厚度。

② 肩胛下部：左肩胛骨下角下方约 2 cm 处。上肢自然下垂，与水平成 45 度角测量。

③ 腹部：用左手拇指及食指将距脐左方 1 cm 处的皮肤连同皮下组织与正中线平行捏起呈皱褶，不要用力加压，在约距拇指 1 cm 处的皮肤皱褶根部，用皮褶计测量。一般要求在一个部位测定 3 次，取平均值。

营养评价

可以根据体测量评价参考数值所列的正常参考值进行评价。除此之外，还可以用测量的数据进行必要的计算，然后进行评价。

1. 标准体重

$$标准体重（kg）= 身长（cm）- 105（Broca 改良公式）$$

实测体重数值在理想体重 ±10%，属于正常体重范围，在理想体重 ±（10% ~ 20%），属于过重或过轻，在理想体重 ±20% 及以上，属于肥胖或体重不足。

2. 体质指数（BMI）

体质指数也是较常用的人体测量指标，以体质量（kg）/身高^2（m^2）表示。判断标准见表 4-1，各地区 BMI 指数范围分布见表 4-2。

表 4-1　人体体质指数范围表

	消瘦	正常	超重	肥胖
男	<20	20～25	25～28	>28
女	<19	19～24	24～27	>27

表 4-2　各地区 BMI 指数范围分布

BMI	全球	亚太地区	中国
正常值	18.5～24.9	18.5～22.9	18.5～23.9
轻度消瘦	17～18.4	17～18.4	17～18.4
中度消瘦	16～16.9	16～16.9	16～16.9
重度消瘦	16	16	16
超重	25～29.99	23～24.9	24～27.9
一级肥胖	30～34.9	25～29.9	28～29.9
二级肥胖	35～39.9	30～39.9	30～39.9
三级肥胖	≥40	≥40	≥40

3. Vervaeck 指数

Vervaeck 指数用于衡量青年的体格发育情况。它是体重与身高之比和胸围与身高之比的总和，充分反映人体纵轴、横轴和组织密度，与心肺和呼吸机能关系密切，是一个很好的评价体质、体格状况的指数。适用于 17 岁以上的青年人。

计算公式：V = [体重（kg）+胸围（cm）] ÷ 身高（cm）× 100

评价标准：Vervaeck 指数 85.5 为营养状况优，Vervaeck 指数 80.5～85.0 为营养状况良好，Vervaeck 指数 75.5～80.0 为营养状况尚可，Vervaeck 指数 70.5～75.0 为营养不良，Vervaeck 指数小于 70.5 为极度营养不良。

4. 腰围（Waist Circumference，WC）

经脐部中心的水平围长，或肋最低点与髂嵴上缘两水平线间中点线的围长，用软尺测量，在呼气之末、吸气未开始时测量。

评价标准：男性 85 cm，女性 80 cm 为肥胖。

5. 腰臀比（Waist-to-Hip Ratio，WHR）

分别测量肋骨下缘至髂前上棘之间的中点的径线（腰围）与股骨粗隆水平的径线（臀围），再计算出其比值。

评价标准：正常成人男性<0.9，女性<0.85。超过此值为中央性（又称腹内型、内脏型）肥胖。

6. 体脂率

皮褶厚度用来表示皮下脂肪的厚度，为防止误差，应选择 3 个或 3 个以上测量的部位，多选择肩胛下、肱三头肌、脐旁 3 个测量点。以平均值作为判断标准，见表 4-3。

表 4-3　人体皮褶厚度范围

	消瘦	正常	肥胖
男	<10 mm	10～40 mm	>40 mm
女	<20 mm	20～50 mm	>50 mm

注：人体的脂肪大约有 2/3 贮存在皮下组织。在身体许多部位，皮肤及皮下脂肪疏松地附着在其下的组织上，故可用拇、食指将皮肤皱襞捏起，用特制的皮脂厚度计测量出皮脂皱襞的厚度。由于皮肤厚度相差很小，因而皮肤皱襞的厚度可以代表皮下脂肪的厚度，据此推测全身体脂含量。

计算公式：体脂（%）=（4.57÷体密度－4.142）×100%

男性：15～18 岁体密度 = 1.097 7 - 0.001 46X，≥19 岁体密度 = 1.091 3 - 0.001 46X。

女性：15～18 岁体密度 = 1.093 1 - 0.001 60X，≥19 岁体密度 = 1.087 9 - 0.001 33X。

X = 肩胛角下+上臂肱三头肌皮肤皱襞厚度（mm）

注意事项

（1）所用测量仪器须经过严格校准，器械误差在允许范围内。

（2）叮嘱被测者在裸露条件下保持正确的测量姿势；按规定的测量点和测量方法测量，记录数值精确到小数点后一位。

（3）统一测量时间和记录方法。

思考题

1. 评价营养状况的方法有哪些？

2. 通过实验测量，对自身营养状况进行评价，并根据评价结果分析如何改善自身营养状况。

实验 3　血清总胆固醇测定

实验目的

血清总胆固醇（cholesterol）测定是动脉粥样硬化性疾病防治、临床诊断和营养研究的重要指标。正常人血清总胆固醇含量范围为 100～250 mg/mL。通过本次实验，使学生掌握血清总胆固醇测定方法，了解血清总胆固醇测定在人体营养学上的意义、721型分光光度计或半自动生化多用仪的使用方法和现代生化检测试剂盒的应用。

实验原理

胆固醇是环戊烷多氢菲的衍生物，它不仅参与血浆蛋白的组成，而且也是细胞的必要结构成分，还可以转化成胆汁酸盐、肾上腺皮质激素和维生素 D 等。胆固醇在体内以游离胆固醇及胆固醇酯两种形式存在，统称总胆固醇。总胆固醇的测定有化学比色法和酶学方法两类。本实验采用前一种方法。

胆固醇及其酯在硫酸作用下与邻苯二甲醛产生紫红色物质，此物质在 550 nm 波长处有最大吸收。因此，可用比色法做总胆固醇的定量测定。胆固醇含量在400 mg/100 mL 以内时，与光吸收值呈良好线性关系。

实验材料

（1）仪器：AT648 半自动生化分析仪 1 台，四孔恒温水浴锅 1 个，振动摇床 1 台。

（2）分组及材料：每组包括试管架 1 个、2 mL 试管 10 个、10 μL 微量加样器 1 个、1 mL 移液管 1 个；2 mL 移液管 2 个、吸耳球 1 个、搪瓷盘 1 个、微量加样滴头、吸水纸。

（3）试剂：酶试剂 10 mL×2 瓶，包括：4AAP 2 mmol/L，胆固醇酯酶≥1 500 u/L，胆固醇氧化酶≥1 500 u/L，过氧化物酶≥3 000 u/L，缓冲液 50 mmol/L，保护剂、稳定剂适量；稀释液 80 mL×1 瓶，包括：缓冲液 50 mmol/L，酚 3.889 mmol/L，胆酸盐、乳化剂适量；胆固醇标准液 2 mL×1 瓶［5.17 mmol/L（200 mg/dL）］

实验步骤

（1）配制酶工作液，将酶试剂和稀释液按 1∶4 混合而成（4 ℃ 冰箱中可保存1 周）。

（2）在一系列试管中，按试剂盒说明书加入各溶液。

（3）混合，置 37 ℃ 水浴保温 15 min。

（4）于波长 510 nm 处以空白校零，读取各管吸光度（A）。

注意事项

（1）本法在 20～37 ℃ 条件下显色。

（2）混合酸黏度比较大，颜色容易分层，比色前一定要混匀。

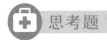

思考题

1. 本实验操作中特别需要注意些什么？为什么？

2. 酯类难溶于水，将它们均匀分散在水中则形成乳浊液，为什么正常人血浆和血清中含有酯类虽多，但却清澈透明？

实验 4　 膳食营养调查与特殊人群日常食谱设计

实验目的

了解不同人群的膳食结构和营养状况，发现与膳食营养要素有关的营养问题，为进一步监测或制定合理膳食提供依据；熟悉食谱设计原则，学会针对不同人群（儿童群体、青少年群体、老年人群、孕产妇群体等）膳食编制的基本原则和方法。

实验步骤

1. 膳食营养调查

（1）选择本次实验的学生群体为调查对象，让学生将 24 h 内摄取的各种主副食估量并记录，包括餐次、食物种类、名称、摄入量。

（2）对照《中国居民膳食营养参考摄入量》和《中国食物成分表》，计算每人每天各种营养素摄入量。

（3）查营养素供给量标准，计算摄入量占供给量标准的百分比。

（4）计算三大营养素产能百分比，最适产能比例为蛋白质 12% ~ 14%、脂肪 20% ~ 30%、碳水化合物 55% ~ 65%，计算蛋白质、热量、铁等的来源百分比。

（5）对计算结果进行分析评价，指出膳食供给存在的问题，并提出具体改善措施及本次调查人群的膳食编制建议。

2. 特殊人群日常食谱设计

（1）确定人群：确定某一特殊人群（儿童群体、青少年群体、老年人群、孕产妇群体等），根据特殊人群营养需要和饮食习惯，以组为单位为某人群设计、编制一周的三餐食谱。

（2）食谱编制要求：应该针对某特定人群的生理特点和营养需要，选择适宜的食物种类，组成合理平衡膳食，在设计时应考虑到各种营养素之间的比例和数量、饮食者的习惯和口味、品种多样化等。

（3）以小组为单位，参照第一步方法调查某人群每周膳食结构和膳食营养素搭配，以及市场提供的食物品种。

（4）确定选择食物种类，对照《中国居民膳食营养参考摄入量》和《中国食物成分表》，确定每种食物的各种营养成分。

（5）以一周三餐为单位，设计膳食组成及所用原料，可列表确定，包括品名、食物名称、食部（%）、重量（g）、蛋白质（g）、脂肪（g）、碳水化合物（g）、热能（kcal）、钙（mg）、磷（mg）、铁（mg）、各种维生素等。

（6）根据所用原料占每餐的用料（百分比），计算每种食物可提供的营养量、动植物食物蛋白质供应比例。参照《中国居民膳食营养参考摄入量》及对特殊人群的营养要求，对三餐食物进行合理调配和搭配。膳食营养素计算包括蛋白质（g）、脂肪（g）、热量（kcal）、钙（mg）、铁（mg）、维生素等的每日供给量、实际每日摄入量、摄入量与供给量的百分比等。

（7）制作一周食谱一览表，填写相应数据，并进行各种营养的核算，计算每周膳食蛋白质、脂肪、碳水化合物各占能量的分配比例。

（8）计算食物源的营养分配比例、一日三餐能量分配比例、三餐三大营养素能量的分配比例。

（9）提交某人群一周膳食食谱并加以健康营养学解释。

思考题

1. 如何设计针对孕产妇群体的一周三餐的食谱及建议？
2. 你对正常人群的一周三餐有何建议，为什么？

实验 5　限钠膳食设计

实验目的

限钠膳食系指根据不同情况限制膳食中钠的含量，以减轻由于水、电解质代谢紊乱而出现的水、钠潴留。钠是细胞外的主要阳离子，参与调节水、电解质平衡，酸碱平衡，渗透压和神经肌肉的兴奋性。肝、肾、心等病变或使用某些药物（如肾上腺激素）会引起机体水、钠平衡失调，出现水、钠潴留或丢失过多。限钠摄入是纠正水、钠潴留的一项重要措施。食盐是钠的主要来源，每克含钠 393 mg。因此，限制钠实际上是以限食盐为主。本次实验以高血压患者为对象，学习限钠饮食的用途、膳食设计的方法和原则。

实验原理

根据限盐或限钠程度，限钠饮食大致可分为低盐饮食、无盐饮食、低钠饮食三种。

1. 低盐饮食

（1）要求：烹调时食盐供应 2 g/d，或相当于酱油 10 mL；饮食钠供给量小于 1 500 mg/d。

（2）适用范围：① 心血管疾患；② 慢性肾炎、慢性尿毒症等；③ 高钠血症；④ 水肿、腹水；⑤重度高血压；⑥ 妊娠毒血症；⑦ 应用某些药物而致水、钠潴留的病人等。

（3）限制或禁忌食物：禁用一切盐渍、酱制、腌熏及含盐分高的咸味食品和调味品，如肉松、咸菜、香肠、火腿、咸鱼、腐乳、雪菜等。限制或禁忌含钠丰富食物，如用苏打、发酵粉、碱制的馒头、饼干、面包等点心，因 120 g 馒头相当于含 1 g 食盐的钠；各种含钠饮料及调味料，如番茄酱、味精、汽水、啤酒等。另外挂面、猪肾、海味、乳酪、奶油、松花蛋、香豆干等均不宜食用。糖果、葡萄干、巧克力、果仁含钠量均高。

2. 无盐饮食

（1）要求：烹调时不添加食盐及酱油，全天主副食含钠量少于 700 mg。

（2）适用范围：① 水肿明显；② 心力衰竭；③ 肝硬化、严重腹水；④ 急性肾炎、急性及慢性肾衰少尿、无尿期。

（3）限制或禁忌食物：同低盐饮食。

3. 低钠饮食

（1）要求：除烹调时不添加食盐及酱油外，全天主副食含钠量少于 500 mg。

（2）适用范围：同无盐饮食。

（3）食物选择：低钠饮食可选用每 100 g 含钠量在 200 mg 以下的食物，如豆类、肉类、土豆、芋芳、笋干、白薯、苋菜、韭菜、蒜黄、大葱、茭白、丝瓜、荸荠、慈姑等。

实验步骤

（1）案例：男性，42 岁，高血压 10 余年，最高 220/120 mmHg，其余正常，诊断为高血压 3 级，现规律用药，血压稳定维持在 130/90 mmHg。

（2）针对该患者设计限钠膳食。

① 钠盐限量：严密监测病情，随时调整钠盐量。最好是根据 24 h 尿钠排出量、血钠和血压等指标，确定是否需限钠及限钠程度。

② 根据食量合理选择食物：为了增加患者食欲或改善营养状况，对食量少者可适当放宽食物选择范围。

③ 调整烹调方法，可减少膳食含钠量又能增进食欲。含钠量高的食物，如芹菜、菜心、豆腐干等，可用水煮或浸泡去汤的方法减少其含钠量；用酵母代替食碱或发酵粉制作馒头也可减少其含钠量。必要时可适当用氯化钾代替氯化钠的低钠盐或无盐酱油（高血钾者不宜），也可采用番茄汁、芝麻酱、糖醋等做调味。

（3）注意事项：长期限钠膳食易出现低血钾，使用限钠饮食应密切监测血钾的浓度。另外，有多种基础病的老年患者，最好在医生的指导下选用食盐种类和用量，如某些年纪大、贮钠能力迟缓的患者，心肌梗死的患者，回肠切除手术后患者，黏液性水肿和重型甲状腺功能低下合并腹泻的患者，限钠也应慎重，最好是根据血钠、血压和尿钠排出量等临床指标确定是否限钠。

（4）食物选择。

① 宜用食物：不加盐或酱油制作的谷类、畜肉、禽肉、鱼类和豆类食品、乳类（低钠膳食不宜过多）。含钠量<100 mg/100 g 的蔬果。

② 忌（少）用食物：各种盐和酱油制作或腌制的食品、盐制调味品。

（5）限钠膳食一例（芝麻酱拌绿豆芽）设计与制法。

① 用料设计：绿豆芽 250 g、五香豆腐干 2 块、韭菜少许、无盐芝麻酱 1 汤匙、冷开水 1 汤匙、醋 1 汤匙、糖半汤匙、油 1 汤匙。

② 制法：绿豆芽洗净，倒入开水锅中一烫即捞起，沥去水分放在盘中；豆腐干切丝，韭菜切段；豆腐干丝、韭菜段分别放在漏勺中，浸入开水锅中烫熟后捞起，沥去水分放在绿豆芽上面；芝麻酱用冷开水搅匀，浇在菜面上，浇上醋及麻油（吃时再拌匀）。

思考题

1. 患有肾脏病、肾功能不全者适合长期食用限钠膳食吗？为什么？
2. 长期限钠膳食会产生什么样的后果？为什么？

实验 6　营养缺乏所致疾病的案例讨论

实验目的

营养健康问题主要是营养不均衡、热量过剩和微量营养素缺乏等造成的。营养缺乏病是某些营养素长期摄入不足或缺乏，最终导致机体出现病理改变的结局，并表现出相应的临床症状与体征。本次实验讨论微量铁元素缺乏的健康问题，使学生掌握缺铁性贫血的常见原因及铁营养状况的评价方法，了解缺铁性贫血的人群分布特点、临床表现。

案例与讨论

某研究小组在某县调研，发现当地中心小学的学生可能存在较高的营养不良发生率。在征得学生及家长的同意后，小组抽查了四年级某班的学生，进行体征检查和血常规分析。结果表明：60 人中有 38 人存在不同程度的营养缺乏，主要表现为低体重和消瘦、面色苍白、头发枯黄、皮肤干燥、指甲呈匙状、牙龈出血、疲乏无力、心悸气紧、注意力不集中等症状；其中有 15 名学生的血红蛋白低于参考值，1 名学生的白细胞计数异常。

（1）根据以上描述，该校学生可能存在哪些营养问题？

（2）贫血常见哪些类型？缺铁性贫血的高危人群有哪些？

进一步调查了解到该校六个年级共 20 个班级，学生人数为 1 200 人。其中约 50% 为留守儿童，约 200 名三年级及以上学生离家较远，在学校寄宿。校内有一间小卖部，距离学校约 100 米处有两间小卖部。学生课间常在小卖部购买零食，每日的零食消费为 1~6 元，吃零食的时间主要集中在中午或者下午放学后，经常食用的零食是可乐类饮料、油炸面食、膨化食品。

（3）如何引导小学生正确对待零食和饮料？

研究小组深入调查该校四、五年级学生，调查内容包括身高检查、体重检查、问卷调查、体征检查、血常规检查，在所有四、五年级学生中，消瘦和较低体重学生占 44%，正常体重学生占 47%，超重和肥胖学生占 9%。零食方面，经常食用者占 19%，有时食用者占 74%，偶尔或从来不食用者占 9%。膳食构成以米、面为主食，副食较单调，肉、鱼、禽、蛋等动物性食物的摄入量较低，新鲜蔬菜水果尤其水果的摄入量也较低；住校生副食更为单调，仅有土豆、白菜、萝卜、咸菜等几种食物。

（4）分析小学生营养缺乏的可能原因。

（5）如何预防学龄儿童缺铁性贫血的发生？

思考题

1. 学龄儿童营养缺乏的原因有哪些？

2. 缺铁性贫血的临床症状有哪些？如何预防？

第五章

临床医学实验

临床医学是研究疾病的病因、诊断、治疗和预后，提高临床治疗水平，促进人体健康的科学。涉及人体健康检查、实验室检查、医学辅助检查的理论和方法。本章介绍常用的健康体格检查、血尿便常规检测，以及血压、心电图、脑电图、肺活量等医学辅助检查，外科洗手与穿脱手术衣，病案书写的基本要求等常用实验项目。

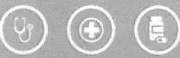

实验 1　健康体格检查

实验目的

掌握全身状态的体检内容及方法。掌握全身各部位体格检查内容及方法。

实验原理

体格检查是检查者运用自己的感官或借助传统的检查器具来了解机体健康状况的一种最基本的检查方法。通过体格检查，结合临床表现和实验室检查的结果，可对大多数疾病做出临床诊断。因此，对全身各部位进行体格检查来判断身体是否有异常是十分必要的。

实验材料

体温计、手表、听诊器、叩诊锤、检查床、血压计、压舌板、电筒、棉签、卷尺、直尺、记号笔。

实验步骤

检查者站于患者右侧，一般以右手进行检查；查体前洗手：必须当受检者的面洗手。

1. 全身状态一般检查

（1）体温测量：交代体温目的，安静休息 30 min，移走冷热物体，观察并确认体温计的读数低于 35 ℃，擦干腋窝汗液后将体温计置于腋窝深处，并用上臂夹紧，10 min 后读数。

（2）血压测量：安静休息 5 min，正常数值为收缩压 90～139 mmHg，舒张压 60～89 mmHg。检查水银柱是否在 0 点，肘部置于心脏同一水平，气袖均匀紧贴皮肤缠于上臂，下缘在肘窝上 2～3 cm 处。听诊器胸件置于肱动脉搏动处（不能塞在气袖下），向气袖内充气，肱动脉搏动声消失后再升高 20～30 mmHg 后，缓慢放气，根据听诊和汞柱位置读出血压值。

（1）脉搏检查：桡动脉在腕横纹上方约 2 cm 处，食指、中指、无名指三指并拢置于腕部桡动处，适当压力触诊，检查脉率、节律、强度、紧张度及动脉壁弹性、波形

（水冲脉、迟脉、重搏脉、交替脉、奇脉）的变化，时间 30 s，计数心跳频率，应该将两桡动脉结果进行对比测量。

（4）呼吸测量：正常 12 ~ 20 次/min，患者充分暴露前胸部观察至少 30 s。

三凹征（上呼吸道阻塞，胸骨上窝、锁骨上窝、肋间隙凹陷）、发育与体征（无力型、超力型与正力型）、意识状态、面容与表情、体位、姿势与步态、皮肤黏膜、淋巴结等检查，并应描写其特征。

2. 头 部

（1）颅形正常状态及异常改变（小颅、尖颅、方颅、巨颅、变形颅）。

（2）头部器官。

① 双眼视诊：眉毛有无脱落、眼睑对称性、内外翻、下垂、闭合不全、包块、压痛、倒睫等。

② 近视力检查：遮盖一眼，视力表距眼 33 cm，能否看清 1.0。

③ 睑结膜：双大拇指分别置于双下睑皮肤，被检者向上看，同时向下牵拉睑缘，观察球结膜、睑结膜、穹窿部结膜及巩膜，有无苍白、充血、黄染、出血点、颗粒及滤泡等。

④ 泪囊检查：被检者向上看，双手拇指轻压双眼内眦下方，挤压泪囊，观察有无分泌物泪液自上、下泪点溢出。

⑤ 翻转上睑：用食指与拇指捏住上睑中外 1/3 交界处皮肤，嘱下看，向外、前牵拉，食指向下压迫睑板上缘，与拇指配合捻转，观察同上。

⑥ 面神经运动功能：观察双侧额纹、眼裂、鼻唇沟、口角是否对称，嘱其皱眉、闭眼、露齿、鼓腮、吹口哨。

⑦ 眼球运动（六个方位）：检查时嘱患者眼球随医生手示方向按左—左上—左下，右—右上—右下 6 个方向的顺序进行旋转运动，当动眼、滑车、外展三对脑神经麻痹时，将出现眼球运动障碍和复视。

⑧ 瞳孔对光反射：瞳孔观察，即正常瞳孔为圆形，双侧等大，直径约为 3 ~ 4 mm。对光反射分直接与间接两种检查方法。直接对光反射是用手电筒光直接照射瞳孔观察其动态变化，正常人受到光刺激后双瞳孔立即缩小，光源移开后迅速复原。间接对光反射是用手隔开两眼，照射一侧瞳孔，观察对侧瞳孔变化，正常人对侧瞳孔应缩小。

⑨ 集合反射：嘱检查者注视 1 m 外的食指，然后将食指较快向眼球方向移动至约 0.1 cm 处，观察两瞳孔缩小，两眼球同时内向聚合。

⑩ 双侧外耳及耳后区：耳郭有无畸形、结节、触痛、红肿等，嘱被检者头转右侧，右手拇指放在左耳屏前向前牵拉，食指和中指将耳郭向后上方牵拉，左手持手电观察外耳道有皮肤及有无溢液。先左后右，触摸乳突有无压痛。

⑪ 颞颌关节及其运动：检查面部左右是否对称，关节区、下颌角、下颌支和下颌体的大小和长度是否正常，两侧是否一致和协调，注意面部有无压痛和髁状突活动度的异常。

　　咀嚼肌检查：检查颞肌、咬肌等咀嚼肌群的收缩力，触压其有无疼痛。

　　下颌运动检查：开闭颌运动、前伸运动和侧方运动，检查其关节功能是否正常，有无疼痛、弹响或杂音，两侧关节动度是否一致，有无偏斜；开口度和开口型是否正常，以及在开闭口运动时是否出现关带绞锁等异常现象。

　　咬颌关系检查：检查咬颌关系是否正常、有无紊乱；覆盖程度及曲线是否正常；磨耗情况是否均匀一致，程度如何。

　　⑫ 外鼻：观察鼻部皮肤颜色及外形（酒糟鼻、鞍鼻、蛙鼻等），鼻翼翕动。触诊检查：患鼻疖或鼻前庭炎时，鼻翼变硬，触痛明显；患鼻硬结病时，鼻翼变硬而无触痛；鼻中隔脓肿者，鼻尖可有触痛或按压痛；鼻骨骨折错位时，鼻梁有触痛，并可感觉到下陷、鼻骨移位等畸形；如果形成了皮下气肿，触之有捻发感。

　　⑬ 鼻腔检查：观察鼻前庭皮肤、鼻腔分泌物，鼻甲形状，鼻黏膜色泽和鼻中隔有无偏曲；手指压闭一侧鼻翼，嘱被检者呼吸，判断通气状况。同法检查另一侧。

　　⑭ 上颌窦检查：医生双手四指固定于患者耳后，将拇指分别置于左右颧部向后按压。右手指指腹中击颧骨，询问有无叩击痛。

　　⑮ 额窦：一手托持患者顶部，另一手食指按压眼眶顶面内侧。右手指指腹中击该区，询问有无叩击痛。

　　⑯ 筛窦：一手托持患者枕部，另一手拇指置于鼻根部与眶内角之间，向筛窦方向按压。

　　⑰ 口唇、牙、上腭、舌体和舌苔：检查口唇有无苍白、发绀、干燥、皲裂、疱疹、唇裂、红斑、肿胀、硬结、口腔气味等。用手电筒和压舌板配合，观察：口腔黏膜（溃疡、出血、色素沉着、充血、肿胀）、牙齿及牙龈（缺齿、义齿、龋齿、残根、牙龈水肿、出血、溢脓、色素沉着、铅线）、舌体（外形、颜色、干燥、肿大、裂纹、舌乳头肿胀、舌震颤）。

　　⑱ 咽部及扁桃体：病人头向后仰，张口说"啊"，或同时将压舌板放于舌前 2/3 与后 1/3 交界处，并下压，在自然光线或照明配合下观察软腭、悬雍垂、舌腭弓、扁桃体与咽后壁等。

　　⑲ 舌下神经检查：被检者伸舌，观察有无舌偏斜、萎缩及肌束颤动。

　　⑳ 面神经运动功能：观察双侧额纹、眼裂、鼻唇沟、口角是否对称，嘱其皱眉、闭眼、露齿、鼓腮、吹口哨。

3. 颈　部

　　（1）暴露颈部，观察颈部皮肤有无包块、颈静脉怒张、搏动及颈动脉搏动，先左后右。

　　（2）颈椎检查：屈曲及左右活动情况。

　　（3）颈淋巴结检查：注意部位、大小、数目、硬度、压痛、波动、活动度、与皮肤及周围组织有无粘连，局部皮肤有无红肿、瘢痕、瘘管等。顺序：耳前、耳后、乳突区、枕骨下区、颏下、颌下、颈前三角、颈后三角、锁骨上窝。

（4）甲状腺检查：

视诊：观察甲状腺大小及对称性，吞咽动作是否可见上下移动。

触诊：分为峡部和侧叶两部分。

甲状腺峡部：站于被检者前面或背面，用拇指或食指从胸骨上切迹向上触摸，气管前软组织即为峡部。

甲状腺侧叶：包括前面和后面两部分。

前面：一手拇指施压于一叶甲状软骨，将气管推向对侧，另一手食、中指在对侧胸锁乳突肌后缘向前推挤甲状腺侧叶，拇指在胸锁乳突肌前缘触诊，受检者配合吞咽动作，可触及被推挤的甲状腺。用同样方法检查另一叶甲状腺。注意在前位检查时，检查者拇指应交叉检查对侧，即右拇指查左侧，左拇指检查右侧。

后面：被检者取坐位，检查者站在被检查者后面，一手食、中指施压于一叶甲状软骨，将气管推向对侧，另一手拇指在对侧胸锁乳突肌后缘向前推挤甲状腺，食、中指在其前缘触诊甲状腺。表述甲状腺肿大程度、对称性、硬度、表面光滑或有无结节、压痛感等。

（5）颈动脉触诊：触诊颈动脉，感受搏动，是否对称。

（6）气管检查：病人取坐位或仰卧位，颈部处于自然的正中位，医生将食指与无名指分别置于两侧胸锁关节上，然后将中指置于气管之上，视中指是否在食指与无名指的正中间，如中指距食指与中指距无名指的距离不等，则提示有气管偏位。

（7）颈部血管听诊：把听诊器体件放到颈部大血管区及锁骨上窝听诊。颈部大血管区若听到血管性（收缩期）杂音，考虑为颈动脉或椎动脉狭窄；若右锁骨上窝听到连续性"嗡鸣"样杂音，可能为颈静脉流入上腔静脉口径较宽的球部所产生，系生理性的，用手指压迫颈静脉后可消失。注意部位、强度、性质、音调、传播方向和出现时间，以及被检者姿势改变和呼吸等对杂音的影响。

（8）甲状腺听诊：当触及甲状腺肿大时，听诊器直接放在肿大甲状腺上，有无连续性静脉"嗡鸣音"或收缩期动脉杂音。

4. 胸廓及肺部

（1）暴露胸部。

（2）观察胸廓：胸部外形，对称性，皮肤情况及呼吸运动（频率、节律、深度）。

（3）乳房检查：包括视诊和触诊。

视诊：取坐位，观察两乳房的对称性；皮肤有无发红、水肿、橘皮样、静脉扩张、溃疡和瘘管；乳头状态（隆起、凹陷、移位）及有无溢液。

触诊：先健侧再患侧，手指和手掌平置在乳房上，轻施压力，旋转或来回滑动触诊，外上、外下、内下、内上、最后乳头。注意有无红、肿、热、痛、包块、乳头分泌物、弹性和硬结。

（4）右手触诊左侧腋窝淋巴结，左手触诊右侧腋窝淋巴结。检查者右手握被检查者右手，使其前臂稍外展，左手四指并拢稍弯曲，自被检查者右上臂后方插入右侧腋窝，直达腋窝顶部，自腋窝顶部沿胸壁自上而下进行触摸，依次检查右侧腋窝的内壁、外壁、前壁和后壁。

（5）触诊胸壁弹性、有无压痛、皮肤颜色与蜘蛛痣；双侧呼吸动度（双手放在胸廓下方。拇指放在肋缘指向剑突。将皮肤用力向中间推至隆起，嘱用力吸气）。

（6）语颤检查：检查上胸部时，令受检者取坐位，检查者立于病人背后，两手从其肩部按在上胸部触诊。检查前胸部时，以仰卧位比较合适，也可取坐位。检查背部时，令受检者取坐位，检查者位于受检者背后触诊较方便。检查者以两手掌或两手掌尺侧缘轻轻平放于受检者胸壁两侧的对称部位，令病人反复说"1、2、3"，或发长声"衣"，两侧交叉对比。

（7）胸膜摩擦感：检查者以手掌平放于前胸下前侧部或腋中线第 5、6 肋间，嘱被检查者深慢呼吸。触到吸气和呼气双相的粗糙摩擦感为阳性，常见于纤维素性胸膜炎。

（8）胸部叩诊：肺上界即肺尖的上界，检查方法自斜方肌前缘中央部开始叩诊为清音，移向外侧，当清音变为浊音时用笔作一记号，再由外叩向内侧，至清音变为浊音，此清音范围即为肺尖的宽度。通常检查锁骨中线和肩胛下角线上的肺下界。叩诊音由清音区移向浊/实音区时为肺下界。肺底移动度。

左手中指第二指节紧贴于叩诊部位，其他手指稍抬起与体表接触；右手各指自然弯曲，中指指端垂直地叩击左手中指的第二指骨上，称为间接叩诊。

叩诊时的注意事项：

① 叩诊以腕关节与指掌关节的活动为主，避免肘关节与肩关节参加运动。

② 叩击动作要灵活、短促、富有弹性。叩击后右手中指应立即抬起，以免影响音响的振幅与频率。叩击力量要均匀适中，使产生的音响一致，以正确地判断叩诊音有无变化。

③ 一个部位叩诊时，每次只需连续叩击 2~3 下；如未辨清可再连续叩击 2~3 下，切忌不间断地连续叩击，以免影响叩诊音的分辨。

④ 叩诊中应注意与对称部位比较叩诊，以期判断有无叩诊音变化，同时应注意叩诊时的指感震动差异，以辅助确定或校对叩诊音有无变化。

⑤ 叩诊力量应视具体情况而定，可用轻、中、重度叩诊法。如检查范围大、部位较深的病灶时用重度叩诊法；对范围小，部位较浅的病灶用轻叩诊法。

⑥ 叩诊时病人须采取适宜部位，如叩诊胸部时取坐位或卧位；叩诊腹部时常取仰卧位，为确定有无少量腹水取肘膝位等。

（9）肺听诊：听诊时由肺尖开始，自上而下分别检查前胸部、侧胸部和背部，对称部位进行对比。被检者微张口均匀呼吸，深呼吸有助于发现不明显的体征，如听到少量或不对称的啰音，可嘱患者咳嗽数声后听诊。听诊音分呼吸音、啰音、语音共振和胸膜摩擦音。语音共振检查同语音震颤。

5. 心　脏

（1）心前区视诊：检查者站在被检查者右侧，双眼与胸廓同高，观察有无心前区隆起，心尖搏动的位置与范围，有无心前区其他部位的搏动等。正常人心尖搏动位于左侧第五肋间锁骨中线内侧 0.5 ~ 1.0 cm 处，搏动范围的直径为 2.0 ~ 2.5 cm。

（2）心脏触诊：包括心尖搏动、震颤和心包摩擦感等内容。心脏触诊时首先用手掌感觉心脏搏动的大体位置，然后用食指、中指与无名指对心尖搏动进行详细触诊。检查搏动位置、范围、强度、有无震颤。触诊心前区震颤和心包摩擦感时用小鱼际检查。震颤的时相可以通过同时触诊心尖搏动或颈动脉搏动来确定，心尖搏动时冲击手掌或颈动脉搏动后出现的为收缩期震颤，而在之前出现的为舒张期震颤。心包摩擦感：部位在胸骨左缘第 4 肋间。特征为收缩期和舒张期双相的粗糙摩擦感，

（3）叩诊心脏浊音界：从心尖搏动最强点所在肋间的外侧 2 cm 处开始叩诊，其余各肋间可从锁骨中线开始。心尖搏动不能触及时一般从第 5 肋间开始。右侧从肝上界上 1 肋间开始，均向上叩至第 2 肋间。板指每次移动的距离不超过 0.5 cm，当叩诊音由清音变为浊音时做标记，为心脏的相对浊音界。叩诊结束后用直尺测量心脏外缘到前正中线的投影距离，精确到 0.5 cm 并记录。同时记录左锁骨中线距前正中线的距离。

（4）心脏听诊：按照心脏瓣膜听诊区和听诊顺序（见图 5-1），依次听诊二尖瓣区（心尖部）、肺动脉瓣区（胸骨左缘第 2 肋间）、主动脉瓣区（胸骨右缘第 2 肋间）、主动脉瓣第二听诊区（胸骨左缘第 3 肋间）、三尖瓣区（胸骨左缘第 4、5 肋间）。正常心音：可听到第一心音（S1）和第二心音（S2）。S1 是二尖瓣和三尖瓣关闭时瓣叶振动所致，是心室收缩开始的标志，心尖部听诊最清晰。S2 是血流在主动脉与肺动脉内突然减速，半月瓣突然关闭引起瓣膜振动所致，是心室舒张开始的标志，在心尖搏动后出现，心底部听诊最清晰。

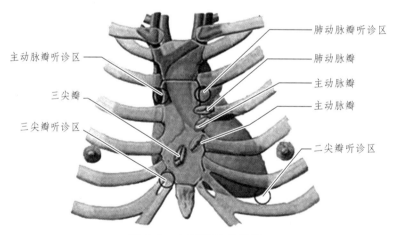

图 5-1　心脏听诊的位置

6. 腹　部

正确暴露腹部，受检者屈膝、放松腹肌，双上肢置于躯干两侧。

（1）腹部视诊：腹部的形态或轮廓，腹部呼吸运动，腹壁静脉（注意检查静脉有

无怒张及血流方向），腹壁皮肤（注意皮疹、色素沉着、腹纹、瘢痕、疝、皮肤弹性、水肿、脐及体毛分布等），胃型、肠型或蠕动波，上腹部搏动（见于右室肥大、腹主动脉瘤及三尖瓣关闭不全）。

（2）腹部听诊。

① 肠鸣音：肠蠕动时，由于肠内液体和气体的流动，产生一种断断续续的咕噜声，称为肠鸣音。听诊时间不应少于 5 min。

② 振水音：检查者将听诊器体件置于受检者上腹部，用微曲的手指连续迅速地冲击患者上腹部，可听到水与气体冲撞的声音，称为振水音。

③ 血管杂音：

a. 左、右上腹部的收缩期血管杂音，常提示肾动脉的狭窄，可见于年轻的高血压患者。

b. 中腹部的收缩期血管杂音（喷射性杂音），常提示腹主动脉瘤或腹主动脉狭窄。前者可在该部位触到搏动的包块；后者则搏动减弱，下肢血压低于上肢，严重者触不到足背动脉搏动。

c. 下腹两侧的杂音，应考虑髂动脉狭窄。

d. 当左叶肝癌压迫肝动脉或腹主动脉时，也可在包块部位听到吹风样血管杂音。

（3）腹部叩诊。

① 腹部叩诊有直接叩诊和间接叩诊，一般多采用间接叩诊法，因其较为可靠，检查振水音及叩击痛时，也用直接叩诊法。

② 腹部叩诊内容：从左下腹开始，按逆时针方向叩诊。正常腹部叩诊除肝、脾区呈浊音或实音外，其余部位均为鼓音。鼓音的程度与胃肠道的气体有直接关系，与液体和固体含量多少有一定影响。

③ 肝脏叩诊：叩诊肝脏上、下界时，一般沿右侧锁骨中线自上而下，叩指用力要适当，勿过轻或过重，当由清音转为浊音时，即为肝上界，相当于肺遮盖的肝顶部，故又称为肝脏相对浊音界；继续向下叩诊由浊音转为实音处，即为肝脏绝对浊音界，相当肺下缘的位置，继续向下叩，由实音转变鼓音处，即为肝下界。定肝下界时，也可由腹部鼓音区沿锁骨中线向上叩诊。

肝区、胆囊区叩击痛：将左手掌平放在左季肋区，右手握拳，由轻到重叩击左手背，询问受检者有无疼痛。

④ 移动性浊音：检查时先让受检者仰卧，由脐部开始向左侧叩诊，直到出现浊音，叩诊板指腹腔不动，嘱受检者右侧卧，再次叩诊变为鼓音即为移动性浊音阳性。为避免腹腔内脏器或包块移动造成移动性浊音的假象，可在右侧卧位的情况下，向右叩诊直至再次出现浊音，然后嘱患者左侧卧位，超过叩诊板指不动，再次叩诊该部位转为鼓音，向右侧继续叩诊均呈鼓音，则确定为移动性浊音阳性。临床意义为腹腔存在游离液体，且液体量超过 1 000 mL。

（4）腹部触诊。

① 浅部触诊手法、顺序正确：检查者立于受检者的右侧，前臂应在腹部表面同一水平，先以全手掌放于腹壁上，使受检者适应片刻，并感受腹壁紧张程度，然后以

轻柔动作触诊。从左下腹开始看，逆时针方向进行触诊，触诊时手指必须并拢，应避免用指尖猛戳腹壁，检查每个区域后，检查者的手应提起并离开腹壁，不能停留在整个腹壁上移动。

② 深部触诊：受检者张口平静呼吸，检查者以一手或两手重叠，由浅入深逐渐加压以达深部。使腹壁压陷至少 2 cm，以了解腹腔内脏器情况，用于检查压痛、反跳痛和腹内肿物等。深部触诊包括：探压触诊、滑动触诊、双手触诊、浮沉触诊。

a. 深压触诊：以拇指或并拢的 2 ~ 3 个手指逐渐深压以探测腹腔深在病变的部位或确定腹腔压痛点，和反跳痛。

b. 滑动触诊：检查者以并拢的 2、3、4 指端，逐渐向腹腔的脏器或包块上做上下、左右的滑动触摸，以探知脏器或肿块的部位大小、性质，表面是否光滑及肿块移动度。

c. 双手触诊：将左手置于被检查脏器或包块的后部，并将被检查部位或脏器向右手方向推动，常用于肝、脾、肾和腹腔内肿块的检查. 检查盆腔的双合诊亦属此列。

d. 浮沉触诊：亦称冲击触诊。以 3 ~ 4 个并拢的手指取 70 ~ 90 度角，置于腹壁上相应部位，做急速冲击动作，用于大量腹水时检查深部的脏器和肿物。

（5）肝脏触诊：训练受检者做腹式呼吸 2 ~ 3 次，触及肝脏时注意肝脏的大小、质地、边缘及表面是否光滑，有无压痛及搏动。

① 单手触诊：检查者右手掌关节伸直，4 指并拢。置手于右中下腹脐水平，向上触诊，受检者做腹式呼吸。患者呼气时，手指压向腹深部，吸气时手指随腹上抬。如此向边缘移动，触及肝缘时止。

② 双手触诊：检查者右手手法同单手触诊，左手托住受检者右腰部，触诊时左手向上推。

（6）肝颈静脉返流征：用手持续按压受检者腹部 30 ~ 60 s，颈静脉充盈明显，为肝颈静脉返流征阳性。

（7）胆囊点压痛（Murphy 征）：检查者左手掌平放于受检者右肋下部，拇指放在腹直肌外缘和肋弓交界处，余四指与肋骨垂直交叉，拇指指腹勾压于右肋弓下，让受检者缓慢深吸气，发炎的胆囊碰到拇指，出现剧烈疼痛，受检者突然终止呼吸，表情痛苦，称为 Murphy 征阳性，见于胆囊炎。

（8）双手法触诊脾脏：检查者左手放在受检者左下胸的后侧方肋缘以上部位，并稍用力向前方压迫脾脏。右手手指略向前弯，平放在左侧腹部腋前线内侧肋缘下，使食指和中指指尖连线平行于肋缘。让受检者做深大的腹式呼吸，检查者的手随受检者呼吸进行触诊（见肝脏触诊）。脾脏肿大，在吸气时可触到脾脏下缘提示脾大。如果平卧位触不到，可让受检者右侧卧位进行触诊（右下肢伸直，左下肢屈曲，使腹壁放松）。检查方法同上。

（9）双手肾脏触诊。

① 如触诊右肾时，检查者立于受检者右侧，左手托住受检者右侧腰部。右手放在右上腹，于受检者吸气时双手夹触肾脏。

② 触诊左肾时，检查者左手越过受检者前方托住左腰部，右手掌横置于受检者左上腹，依前法双手触诊左肾。

（10）检查腹部触觉：请受检者闭眼，对称地用牙签轻刺腹壁上、中、下各部皮肤，令受检者做出反应，注意双侧及上下比较。

（11）腹壁反射：用钝头竹签按上、中、下三个部位，自外向内轻划腹壁皮肤。先左后右，两侧对比。

7. 脊柱、背部

（1）受检者采取坐位，充分暴露背部，观察脊柱、胸廓及呼吸运动。观察胸廓活动度及其对称性，检查双侧触觉语颤及胸膜摩擦感。受检者双上肢交叉，叩诊后胸部、肩胛下角线，叩诊肺下界，叩诊肺下界移动度，听诊双后胸部呼吸音、胸膜摩擦音、语音共振。

（2）脊柱触诊：触诊脊柱有无畸形、压痛。检查者用食指、中指置于脊柱棘突两侧，自上而下以适当压力划压，沿棘突皮肤可出现一条轻度充血线，观察此线是否正直，以判断脊柱有无侧凸。脊柱活动度：正常脊柱活动包括前屈、后伸、侧弯和旋转四种。检查颈段脊柱时应固定受检者双肩，检查腰段脊柱须用双手固定受检者骨盆，然后做脊柱旋转活动检查。检查脊柱压痛时，受检者取端坐位，轻度前屈。检查者用拇指或食指指腹，自上而下依次按压脊柱棘突和横突部、椎旁肌肉。正常应不出现压痛，发现压痛点，常须反复三次加以确认，并根据解剖标志，确认压痛点位置。

（3）脊柱叩诊。

① 直接叩击法：用手指尖或叩诊锤直接叩击各个脊椎棘突，常用于胸椎、腰椎病变检查。

② 间接叩击法：检查者左手掌置于受检者背部，右手握拳以尺侧缘叩左手背。

（4）双侧肋脊点及肋腰点有无压痛：肋脊点位于第 12 肋骨与脊柱夹角的顶点；肋腰点位于第 12 肋骨与腰肌外缘的夹角。

（5）双侧肋脊角有无叩击痛：受检者采取坐位或侧卧位，选定肋脊点（第 12 肋与脊柱夹角顶点），检查者用左手掌平放在受检者肋脊角处，右手握拳，用由轻到中等力量叩击左手背，每叩 1~2 下，停一停，反复 2~3 次，同时问受检者感觉，两侧均叩进行对比。

8. 上 肢

（1）正确暴露上肢，观察上肢皮肤、关节（双上肢是否对称，皮肤有无黄染、皮损、瘀斑、皮下节结及肿胀、畸形），观察双手及指甲（甲床有无苍白、紫绀）。双手指间关节、掌指关节有无肿胀畸形。用手指轻压受检者指甲末端观察有无红白交替现象的毛细血管搏动。

（2）触诊指间关节和掌指关节：用拇指和食指逐个按捏各指间关节侧面、掌面和背面。

（3）检查指关节运动：展开手指，弯曲呈爪状，握拳、拇指对掌运动。

（4）腕关节运动：请受检者主动背伸、掌屈，也可请受检者主动合掌对比两腕充分背伸之角度，令其双手背贴近，对比双腕充分掌屈之角度。

（5）触诊滑车上淋巴结。

左侧：检查者用左手提起受检者左手腕，提向头端，使肘部抬高。右手拇指按压肱骨内髁，中指按压肱骨外髁，食指按压鹰嘴，呈三角形，将受检者手腕再提高使上肢伸直，后呈一条直线。右手顺势触摸左滑车上淋巴结（尺神经沟之上）。

右侧：检查者右手提起受检者右手手腕，提起前臂。左手拇指按压肱骨内髁，中指按压肱骨外髁，食指按压鹰嘴，呈三角形，使受检者伸直上肢，后呈一条直线。左手顺势触摸左滑车上淋巴结。

（6）肩关节运动：主要观察肩关节的主动和被动活动度。通常检查肩前屈（上肢保持内收位，肘关节伸直，上肢自前方向上举直至超过头顶，前屈至最上方时掌心向前）、外展（上肢保持肘关节伸直，自身体侧方向上举直至超过头顶，外展至最上方时掌心向外）、外旋（患者肩内收位，肘部贴紧身体，屈肘 90 度，前臂旋转中立位，肩关节外旋使手向侧方移动）、内旋（肩关节内旋，使手从后下方向上方摸背，保持手心向后。以拇指尖所能触及的最高的脊椎棘突，作为内旋活动度的衡量标志）四个方向的活动度。

（7）肱二头肌反射：检查者拇指放于受检者肱二头肌肌腱上，然后用叩诊锤叩击拇指，观察前臂有无屈曲，两侧对比。

（8）肱三头肌反射：叩击鹰嘴池上方的肱三头肌肌腱，观察前臂有无伸展，两侧对比。

（9）检查桡骨骨膜反射：叩击桡骨茎突，观察前臂有无屈曲和旋后运动，两侧对比。

（10）检查 Hoffmann 征：检查者中指及食指夹持受检者的中指，稍向上提，使腕关节背伸，拇指迅速弹刮中指指甲。

9. 下　肢

（1）正确暴露下肢，观察双下肢对称性，有无畸形。皮肤有无黄染、色素沉着、皮疹、静脉曲张、窦道瘢痕。

（2）检查髋关节屈曲、内旋、外旋运动：左手托起受检者右膝腘窝，右手握住受检者踝关节，屈膝屈髋各 90 度。向外旋转右足（足向外、膝关节转向中线）。向内旋转右足（足向中线、膝关节转向外）。

（3）触诊膝关节和浮髌试验：双手手指触摸膝关节前、后、两侧、腘窝，以及关节周围软组织，并略施加压力。左手虎口压在髌骨之上的股四肌腱上，右手拇指、中指固定，食指按压髌骨。

（4）膝关节屈曲运动：双下肢伸直，双手压住两大腿中部，令受检者屈髋，对抗受检者抬膝动作。受检者屈膝，双手压住胫骨下端，令受检者伸直腿，对抗受检者伸膝动作。

（5）踝关节及跟腱：观察有无肿胀、局限性隆起、畸形、压痛。触压内踝上方有无凹陷性水肿。

（6）踝关节内外翻运动，屈趾、伸趾运动。

10. 神经反射

（1）膝腱反射：用左手在腘窝处托起受检者双下肢，右手持叩诊锤叩击髌骨下方股四头肌腱，注意小腿伸直运动及强度。

（2）跟腱反射：令受检者屈膝屈髋、大腿外展，踝关节平放在床上。左手握住足掌部，叩击跟腱。

（3）检查 Babinski 征（巴宾斯基征）：受检者仰卧，髋、膝关节伸直，检查者左手握踝上部固定小腿，右手持钝尖的金属棒自足底外侧缘由后向前划，然后拐向拇指底部。正常出现足趾向跖面屈曲，称巴宾斯基征阴性。如出现趾背屈，其余足趾呈扇形展开，称巴宾斯基征阳性。

（4）检查 Oppenheim 征（奥本海姆征）：受检者仰卧，检查者左手拇指和食指把握受检查胫骨前缘上端，然后沿胫骨前缘用力向下划。阳性表现同巴宾斯基征。

（5）检查 Kernig 征（凯尔尼格征）：受检者仰卧，检查者左手托左腘窝下，右手托左踝后，使髋膝关节屈曲各 90 度。抬高小腿，使小腿伸直，正常大于 135 度。如果有阻力或疼痛，则为阳性。

（6）检查 Brudzinski 征（布鲁津斯基征）：受检者去枕平卧，检查者左手托颈，右手按压胸骨，左手用力抬头使头前屈。观察下肢是否屈膝屈髋。

（7）检查 lasegue 征（拉塞格征）：受检者下肢伸直平卧，检查者左手放在膝关节之上，右手放在踝关节之下，将伸直的下肢逐渐抬高至大于 70 度。观察受检者有无下肢疼痛。

（8）共济运动。

① 指鼻试验：嘱受检者先以食指接触距其前方 0.5 m 检查者的食指，再以食指触自己的鼻尖，由慢到快，先睁眼，后闭眼，重复进行。

② 跟—膝—胫试验：嘱受检者仰卧，上抬一侧下肢，将足跟置于另一下肢膝盖下端，再沿胫骨前缘向下移动，先睁眼，后闭眼，重复进行。

③ 快速轮替动作：嘱受检者伸直手掌并以前臂做快速旋前旋后动作，或一手用手掌、手背连续交替拍打对侧手掌，共济失调者动作缓慢、不协调。

④ 闭目难立征：嘱受检者足跟并拢站立，双手向前平伸，若出现身体摇晃或倾斜则为阳性。先闭目，后睁眼。

➕ 注意事项

（1）应注意实验室安全，按规定程序操作。

（2）应仔细观察实验测量结果，及时做好实验记录。

（3）注意人文关怀，健康体格检查过程中询问受检者的感受。

结果与意义

体格检查可用于鉴别诊断，详细的病史资料可分析疾病的定位、定性以及病因有多种可能性，而通过体格检查的结果则能进行排除和确认。可以根据体格检查的结果，实施有效的、连续不断的护理措施，将日常治疗以及护理人性化，并随着病情的变化而做出相应的变化，同时还及时判断病情发展。

思考题

1. 全身体格检查主要包含哪些内容？
2. 简述心脏听诊顺序以及心脏边界的范围。
3. 神经系统检查中，深反射检查阳性提示什么问题？

实验 2　　血尿便常规检测

实验目的

通过三大常规的检查（血常规、尿常规、大便常规），获得相关标本（血液、尿液、大便）、病原体、病理变化脏器功能状态等方面的资料，对协助诊断、观察病情或制订防治措施具有重要意义。学生应了解各种检查的临床意义，正确采集标本，分析结果。

实验原理

（1）血常规：血液由液体和有形细胞两大部分组成，血常规检验的是血液的细胞部分。血液有三种不同功能的细胞——红细胞、白细胞、血小板。通过观察数量变化及形态分布，判断疾病。血常规检查项目主要有：RBC（红细胞）、WBC（白细胞）、Hb（血红蛋白）、PLT（血小板红细胞），主要是检查其数量、状态是否正常。通过血常规检查结果反映的是身体整体状态，可以筛查是否患有贫血、有无病毒或细菌感染、有无炎症等。血常规检查数据对一些疾病有预警作用。

（2）尿常规：又称为尿常规检查，一般包括尿比重、尿蛋白定性、尿离心后沉渣、细胞及管型计数。尿常规对肾炎、肾病综合征、尿路感染等常见的肾脏疾病有较大的诊断价值。若连续观察其变化有利于了解药物治疗后的反应，因此是一项简便的检测手段。

（3）大便常规：根据粪便的颜色、性状以及采用显微镜下检查粪便中有无炎性产物、血细胞、寄生虫卵等，可协助了解胃肠、肝脏、胰腺、胆道系统的功能状态和有无其他器质性疾病。

实验材料

（1）血常规：人血液、血液分析仪、棉签、试管、止血带。
（2）尿常规：人新鲜尿液、尿液分析仪、一次性尿杯、尿液分析试条。
（3）大便常规：人新鲜大便、粪便分析仪、一次性大便杯、木片、棉签。

实验方法

1. 血常规

静脉采血多采用位于体表的浅静脉，通常采用肘部静脉、手背静脉、内踝静脉或股静脉。肘前静脉是绝大多数人（婴幼儿除外）的首选采血部位。此处一般血管较明显，疼痛感较轻，操作方便易行。小儿可采颈外静脉血液。其次选择股静脉。

（1）备齐用物，标本容器上贴好标签，核对无误后向患者解释以取得合作。露出患者手臂，选择静脉，于静脉穿刺部位上方4~6 cm处扎紧止血带，并嘱患者握紧拳头，使静脉充盈显露。

（2）常规消毒皮肤，待干。

（3）在穿刺部位下方，以左手拇指拉紧皮肤并固定静脉，右手持注射器，针头斜面向上与皮肤成15~30度，在静脉上或旁侧刺入皮下，再沿静脉走向潜行刺入静脉，见回血后将针头略放平，稍前行固定不动，抽血至需要量时，放松止血带，嘱患者松拳，干棉签按压穿刺点，迅速拔出针头，并将患者前臂屈曲压迫片刻。

（4）卸下针头，将血液沿管壁缓缓注入容器内，切勿将泡沫注入，以免溶血。容器内放有玻璃珠时应迅速摇动，以除去纤维蛋白原；如系抗凝试管，应在双手内旋转搓动，以防凝固；如系干燥试管，不应摇动；如系液体培养基，应使血液与培养液混匀，并在血液注入培养瓶前后，用火焰消毒瓶口，注意勿使瓶塞接触血液。

抽血量的多少是根据化验内容的不同及项目的多少来决定的，一般在5 mL左右。

2. 尿常规

留中段尿时先清洗外阴、尿道口，将标本留于消毒试管。留尿要避开月经期。通常以清晨第一次尿标本最理想。收集的新鲜尿液最好半小时内送检。

3. 大便常规

（1）在大便常规检查以前，可以将大便解在便盆里，然后提取适量的粪便送检即可。在取大便时要注意不要和尿液混在一起，如果粪便很稀，不成形的话，可以先用干净的容器接好，然后再取样本。不能从便池或地面上取样，否则会混上尿液、污水和其他分泌物，影响检验结果。如果粪便是成型大便，可以用棉签取一块像花生米大小的新鲜粪便装到标本盒里边，立即送检。如果大便上面有黏液、脓血等，应当挑取有黏液、脓血的部分大便送去检验。

（2）在检查大便寄生虫时，需要根据医生的指示留取全份新鲜粪便或部分粪便。取样时尽量在粪便各部分都留一点，这样可以提高检查的准确率。

（3）在检查大便隐血的时候，患者需要在留标本前 3 天禁食肉类、含铁食物、铋剂、铁剂、维生素 C，以免影响检查结果。

（4）粪便常规取样时所有的标本都要求为新鲜大便。如果大便已经干燥的话，会导致虫卵或细菌死亡。

（5）粪便检查在时间上一般要求在 1 h 之内。

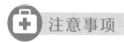 **注意事项**

1. 血常规的要点

（1）检查前：抽血前一天不吃过于油腻、高蛋白的食物，避免大量饮酒。血液中的酒精成分会直接影响检验结果。抽血前一天的晚 8 时以后，应开始禁食 12 h，以免影响检测结果。抽血时应放松心情，避免因恐惧造成血管收缩，增加采血的困难。

（2）检查后：抽血后，需在针孔处进行局部按压 3 ~ 5 min，进行止血。注意不要揉针孔部位，以免造成皮下血肿。按压时间应充分，各人的凝血时间有差异，有的人需要稍长的时间方可凝血。所以当皮肤表层看似未出血就马上停止压迫，可能会因为未完全止血而使血液渗至皮下造成青淤。因此按压时间长些才能完全止血。如有出血倾向，更应延长按压时间。抽血后出现晕针症状如头晕、眼花、乏力等应立即平卧，饮少量糖水，待症状缓解。若局部出现淤血，24 h 后用温热毛巾湿敷，可促进吸收。

2. 尿常规的要点

留尿液标本时一次性尿杯不能污染，或者选取干净的容器盛装；最好留取早上第一次尿标本送检；取尿时，最好先尿出一些再取；女性患者在经期一般不宜取尿做检查。

3. 大便常规的要点

检查前按原来的生活习惯和饮食习惯照常进行，用竹签或木片采取粪便，送检时间一般不超过 1 h。要特别注意不能在便池和地面上取样，否则会影响检测结果。

结果与意义

1. 血常规正常值

（1）红细胞计数（RBC）（单位：10^{12}/L）：男 $4.0 \sim 5.50 \times 10^{12}$/L，女 $3.5 \sim 5.0 \times 10^{12}$/L，新生儿 $6.0 \sim 7.0 \times 10^{12}$/L。

（2）血细胞比容（HCT）（单位：%）：男 40%~50%，女 36%~45%，新生儿 36%~50%。

（3）平均红细胞体积（MCV）（单位：fL）：男 80~100 fL，女 80~100 fL，新生儿 97~109 fL。

（4）红细胞分布宽度（单位：%）：男 10%~16%，女 10%~16%，新生儿 10%~18%。

（5）血红蛋白浓度（HGB）（单位：g/L）：男 120~160 g/L，女 110~150 g/L，新生儿 170~200 g/L。

（6）平均红细胞血红蛋白含量（MCH）（单位：pg）：男 26~38pg，女 26~38pg，新生儿 26~38pg。

（7）平均红细胞血红蛋白浓度（MCHC）（单位：g/L）：男 300~360 g/L，女 300~360 g/L，新生儿 300~360 g/L。

（8）白细胞计数（WBC）（单位：10^9/L）：男 $4 \sim 10 \times 10^9$/L，女 $4 \sim 10 \times 10^9$/L，新生儿 $1.5 \sim 2.0 \times 10^9$/L。

（9）单核细胞计数（MONO）（单位：10^9/L）：男 $0.3 \sim 0.8 \times 10^9$/L，女 $0.3 \sim 0.8 \times 10^9$/L，新生儿 $0.3 \sim 0.8 \times 10^9$/L。

（10）单核细胞比例（MONO%）（单位：%）：男 3%~10%，女 3%~10%，新生儿 3%~10%。

（11）中性粒细胞计数（NEUT）（单位：10^9/L）：男 $2.0 \sim 7.5 \times 10^9$/L，女 $2.0 \sim 7.5 \times 10^9$/L，新生儿 $2.0 \sim 7.5 \times 10^9$/L。

（12）中性粒细胞比例（NEUT%）（单位：%）：男 50%~70%，女 50%~70%，新生儿 50%~70%。

（13）淋巴细胞计数（LY）（单位：10^9/L）：男 $0.8 \sim 4.0 \times 10^9$/L，女 $0.8 \sim 4.0 \times 10^9$/L，新生儿 $0.8 \sim 4.0 \times 10^9$/L。

（14）淋巴细胞比值（LY%）（单位：%）：男 17%~50%，女 17%~50%，新生儿 17%~50%。

（15）血小板计数（PLT）（单位：10^9/L）：男 $100 \sim 300 \times 10^9$/L，女 $100 \sim 300 \times 10^9$/L，新生儿 $100 \sim 300 \times 10^9$/L。

（16）血小板体积分布宽度（PDW）（单位：%）：男 10%~18%，女 10%~18%，新生儿 10%~18%。

（17）平均血小板体积（MPV）（单位：fL）：男 7~13 fL，女 7~13 fL，新生儿 7~13 fL。

（18）大型血小板比例（P-LCR）（单位：%）：男 10%～50%，女 10%～50%，新生儿 10%～50%。

（19）血小板压积（PCT）（单位：%）：男 0.10%～0.35%，女 0.10%～0.35%，新生儿 0.10%～0.35%。

2. 血常规临床意义

（1）红细胞计数（RBC）：大于正常值，见于真性红细胞增多症、严重脱水、肺源性心脏病、先天性心脏病、高山地区的居民、严重烧伤、休克等；小于正常值，见于贫血、出血。

（2）血细胞比容（HCT）：大于正常值，见于真性红细胞增多症；各种原因引起的血液浓缩如脱水、大面积烧伤，补液的参考值；小于正常值，见于贫血、出血。

（3）平均红细胞体积（MCV）：大于正常值，见于营养不良性巨幼红细胞性贫血、酒精性肝硬化、胰外功能不全、获得性溶血性贫血、出血性贫血再生之后、甲状腺功能低下；小于正常值，见于小细胞低色素贫血、全身性溶血性贫血。

（4）红细胞分布宽度：大于正常值，用于缺铁性贫血的诊断与疗效观察、小细胞低色素性贫血的鉴别诊断、贫血的分类；小于正常值，比正常人的红细胞更整齐，临床意义不大。

（5）血红蛋白浓度（HGB）：大于正常值，见于真性红细胞增多症、严重脱水、肺源性心脏病、先天性心脏病、高山地区的居民、严重烧伤、休克等；小于正常值，见于贫血、出血。

（6）平均红细胞血红蛋白含量（MCH）：大于正常值，见于真性红细胞增多症、严重脱水、肺源性心脏病、先天性心脏病、高山地区的居民、严重烧伤、休克等；小于正常值，见于贫血、出血。

（7）平均红细胞血红蛋白浓度（MCHC）：大于正常值，见于真性红细胞增多症、严重脱水、肺源性心脏病、先天性心脏病、高山地区的居民、严重烧伤、休克等；小于正常值，见于贫血、出血。

（8）白细胞计数（WBC）：大于正常值，见于炎性感染、出血、中毒、白血病等。其减少常见于流感、麻疹等病毒性传染病及严重败血症、药物或放射线所致及某些血液病等；小于正常值，见于白细胞减少症，脾功能亢进，造血功能障碍，放射线、药物、化学毒素等引起骨髓抑制，疟疾，伤寒，病毒感染，副伤寒。

（9）单核细胞计数（MONO）：大于正常值，见于某些细菌感染、单核细胞白血病、淋巴瘤、骨髓增生异常综合征、急性传染病恢复期等；小于正常值，无重要临床意义。

（10）单核细胞比例（MONO%）：大于正常值，见于某些细菌感染、单核细胞白血病、淋巴瘤、骨髓增生异常综合征、急性传染病恢复期等；小于正常值，无重要临床意义。

（11）中性粒细胞计数（NEUT）：大于正常值，见于急性化脓性细菌感染、粒细胞白血病、急性出血、严重组织损伤或血细胞破坏、败血症、心肌梗死、尿毒症、糖尿病酮症酸中毒等；小于正常值，见于伤寒、副伤寒、病毒性感染、疟疾、粒细胞缺乏症、化学药物中毒、X线和放射线照射、抗癌药物治疗、自身免疫性疾病和脾功能亢进等。

（12）中性粒细胞比例（NEUT%）：大于正常值，见于急性化脓性细菌感染、粒细胞白血病、急性出血、严重组织损伤或血细胞破坏、败血症、心肌梗死、尿毒症、糖尿病酮症酸中毒等；小于正常值，见于伤寒、副伤寒、病毒性感染、疟疾、粒细胞缺乏症、化学药物中毒、X线和放射线照射、抗癌药物治疗、自身免疫性疾病和脾功能亢进等。

（13）淋巴细胞计数（LY）：大于正常值，见于百日咳、传染性单核细胞增多症、病毒感染、急性传染性淋巴细胞增多症、淋巴细胞性白血病；小于正常值，见于免疫缺陷、长期化疗、X射线照射后。

（14）淋巴细胞比值（LY%）：大于正常值，见于百日咳、传染性单核细胞增多症、病毒感染、急性传染性淋巴细胞增多症、淋巴细胞性白血病；小于正常值，见于免疫缺陷、长期化疗、X射线照射后。

（15）血小板计数（PLT）：大于正常值，见于原发性血小板增多症、真性红细胞增多症、慢性白血病、骨髓纤维化、症状性血小板增多症、感染、炎症、恶性肿瘤、缺铁性贫血、外伤、手术、出血、脾切除后的脾静脉血栓形成、运动后；小于正常值，见于原发性血小板减少性紫癜、播散性红斑狼疮、药物过敏性血小板减少症、弥漫性血管内凝血、血小板破坏增多、血小板生成减少、再生障碍性贫血、骨髓造血机能障碍、药物引起的骨髓抑制、脾功能亢进。

（16）血小板体积分布宽度（PDW）：大于正常值，见于血小板体积大小悬殊不均衡，如急性非淋巴细胞白血病化疗后、巨幼红细胞性贫血、慢性粒细胞白血病、脾切除、巨大血小板综合征、血栓性疾病等；小于正常值，提示血小板减少。

（17）平均血小板体积（MPV）：大于正常值，见于骨髓纤维化、原发性血小板减少性紫癜、血栓性疾病及血栓前状态、脾切除、慢粒、巨大血小板综合征、镰刀细胞性贫血等，可作为骨髓造血功能恢复的较早期指征；小于正常值，见于脾功能亢进、化疗后、再障、巨幼细胞性贫血等。

（18）大型血小板比例（P-LCR）：大于正常值，需要配合其他检查才能判断；小于正常值，需要配合其他检查才能判断。

（19）血小板压积：大于正常值，提示血小板在血液中含的比例高；小于正常值，提示血小板在血液中含的比例低。

3. 小便常规正常值及临床意义

（1）正常值。

尿液颜色：淡黄色；尿透明度：清；尿酸碱度（尿pH值）：一般为酸性；红细胞：男0，女0~2（高倍视野）；白细胞：男0~3，女0~5（高倍视野）；颗粒管型：无；

透明管型：无或偶见；蛋白：阴性；糖：阴性；酮体：阴性；尿胆原：1∶20 以下（定性）、<8 mg（定量）；胆红素：阴性。

（2）临床意义。

① 尿液颜色改变。

红色为血尿：提示急性膀胱炎、泌尿道结石、肿瘤、肾结核。

乳白色（乳糜尿）：提示血丝虫病、泌尿道化脓性感染。

深黄色或红茶样：提示黄疸。

② 尿透明度混浊：有大量结晶、血液、脓液及乳糜尿时。

③ 尿酸碱度（尿 pH 值）：了解尿液的酸碱度，对诊断某些肾脏或代谢性疾病可提供重要线索。

④ 尿比重：在病理状态时，尿比重的增减主要根据肾脏的浓缩功能而定。比重低见于慢性肾炎、尿崩症。

⑤ 显微镜检查。

红细胞增多：泌尿系统结石、肾盂肾炎、肾炎、结核、急性膀胱炎、泌尿系统肿瘤。

白细胞增多：泌尿系统感染、结核。

颗粒管型：持续多量出现于急、慢性肾炎。

透明管型：肾炎、肾盂肾炎、发热性疾病有时少量出现。

⑥ 化学检查。

蛋白阳性：肾炎、慢性肾炎；泌尿系统感染、高热、肾结核。

糖阳性：糖尿病。

酮体阳性：过度饥饿、严重糖尿病。

尿胆原大于正常值：见于肝炎、肝癌等引起的黄疸及溶血性黄疸。

胆红素阳性：阻塞性黄疸。

4. 大便常规性状及临床意义

一般性状正常为黄色软便。

颜色异常见下。

（1）黑色或柏油样：见于上消化道出血，如溃疡病出血、食道静脉曲张破裂、消化道肿瘤等。服铁剂、铋剂或进食动物血及肝脏后粪便也可呈黑色。

（2）白陶土色：见于胆道完全梗阻时或服钡餐造影后。

（3）果酱色：见于阿米巴痢疾或肠套叠时。

（4）红色：见于下消化道出血，如痔疮、肛裂、肠息肉、结肠癌、放射性结肠炎等，或服用番茄、红辣椒、扑蛲灵、酚酞、保泰松、利福平、阿司匹林后。

（5）绿色：因肠管蠕动过快，胆绿素在肠内尚未转变为粪胆素所致，多见于婴幼儿急性腹泻及空肠弯曲菌肠炎。

（6）米泔样便：常见于重症霍乱、副霍乱患者。

性状异常见下。

（1）稀粥样便：见于服用缓泻剂后。

（2）水样便：见于急性肠炎、食物中毒等。婴幼儿腹泻常见蛋花汤样便；霍乱、副霍乱可见米泔水样便；出血性小肠炎可见赤豆汤样便。

（3）黏液便：见于结肠过敏症或慢性结肠炎。

（4）黏液脓血便：见于急、慢性痢疾。

（5）凝乳块：多见于婴儿粪便中，呈白色块样物，为脂肪或酪蛋白消化不良或饮食过多所致。

（6）细条样便：常见于直肠癌。

显微镜检查：

正常为阴性（－），异常情况见下。

（1）发现红细胞（RBC）：见于下消化道出血、肠道炎症、肠结核、结肠肿瘤等。

（2）发现白细胞（WBC）或脓细胞：见于肠道炎症，其数量多少一般可反映肠道炎症的程度。

（3）发现寄生虫卵：见于肠道寄生虫病。

隐血试验：

如果上消化道出血量少于 100 mL 时，肉眼及镜检不能发现粪便内的血液，此时应借助隐血试验以助诊断。健康人在忌食动物血和绿叶菜时，隐血试验为阴性（－），若忌食上述食物仍持续阳性（＋），提示消化道慢性出血。

思考题

1. 细菌感染和病毒感染时，血常规变化有何区别？
2. 简述贫血的分度情况。
3. 尿常规查见白细胞及脓细胞尿见于哪些疾病？
4. 尿常规查见大量上皮细胞见于哪些疾病？
5. 大便常规检查，大便颜色变红多为何种原因？是否需要配合隐血检查？

实验 3 血压检测

实验目的

学生通过实践学习，掌握测定动脉血压的方法，理解测定动脉血压的原理。能较准确地测出人体肱动脉的收缩压与舒张压的值。加深学生的体验过程，要熟练掌握血压的测量目的，要为今后工作做好准备。

实验原理

　　血压是指血管内流动的血液对单位面积血管壁的侧压力，一般指主动脉压，近似肱动脉血压。通常以 mmHg 或 kPa 为单位。人体动脉血压通常是用汞柱血压计和听诊进行测量的（也可用弹簧血压计或电子血压计进行测量）；测量部位通常为右上臂肱动脉。

　　血液在血管内流动时一般没有声音，但如果血液通过狭窄处形成涡流时，便会使血管壁振动而发出声音。当将空气打入缠于上臂的袖带内使其压力超过收缩压时，则完全阻断了肱动脉内的血流，此时在被压迫的肱动脉远端听不到声音，也触不到肱动脉的搏动。如徐徐放气，降低袖带内压，当其压力刚低于收缩压而高于舒张压时，血液便断续地冲过受压血管，形成涡流使血管壁振动而发出声音，此时即可在被压的肱动脉远端听到，也可触到桡动脉脉搏。如继续放气，当外加压力等于舒张压时，则血管内血流由断续变成连续，声音便会突然由强变弱或消失。因此，当听到第一声音时的最大外加压力相当于收缩压；而当声音突然由强变弱或消失前最后声响时的外加压力则相当于舒张压。如图 5-2 所示。

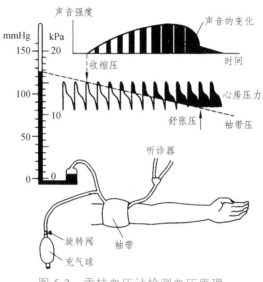

图 5-2　汞柱血压计检测血压原理

实验材料

　　汞柱血压计、听诊器。

实验方法

　　1. 熟悉血压计构造

　　血压计由检压计、袖带和气囊三部分组成。检压计是一个标有 0～300 mmHg 的玻璃管。上端通大气，下端和水银储槽相通。袖带是一个外着布套的长方形橡皮囊，通过橡皮管分别与检压计水银储槽和橡皮球相连。橡皮球上装有螺丝帽，供充气或放气之用。

2. 测量方法

（1）让受试者坐位休息 5 ~ 10 min，脱去一臂衣袖，准备测量。

（2）松开橡皮球螺丝帽，排尽袖带内气体后将螺丝帽旋紧

（3）让受试者前臂平放于桌面上，手掌向上，使前臂与心脏位置等高。袖带缠绕的松紧应合适，且袖带下缘至少位于肘关节上 2 cm，充分暴露肱动脉听诊部位。

（4）诊器耳器塞入外耳道时应务必使耳器的弯曲方向与外耳道一致。

（5）肘窝内侧触到肱动脉搏动后。将听诊器胸器置于上面，准备测量。

（6）挤压橡皮球开始向袖带内加压充气，使血压计水银柱逐渐上升到约 180 ~ 200 mmHg 时，即开始松开气球螺丝帽，徐徐放气，以减小袖带内压力，在水银柱缓缓下降的同时，仔细听诊。在一开始听到"崩、崩……"的第一声时，血压计上所显示的刻度即为收缩压。继续徐徐放气，听诊声音会有先低后高的变化；而后又由高变低，当声音由高突然变低的瞬间称为变调点，此时血压计上所示的刻度即为舒张压。变调点之后，声音进一步减弱以至消失，声音消失的瞬间，称为消音点，舒张压一般以变调点的读数为准，但有时也同时记录变调点与消音点的读数。（一般两点相差约为 5 ~ 10 mmHg）。

3. 结果记录

血压记录常以收缩压/舒张压 mmHg 表示，例如：120/70 mmHg，120 mmHg 代表收缩压，70 mmHg 代表舒张压。

⊕ 注意事项

（1）室内必须保持安静，以便准确测量。

（2）袖带的缠绕要松紧适度，不能过紧或过松，且应选择合适宽度的袖带进行测量，袖带过宽或过窄都会影响测量结果。

（3）肱动脉听诊点应充分暴露，勿将听诊器胸器塞入袖带内进行听诊。

（4）如果认为测量数值不准，须放气使水银柱下降至零水平再行测量，或让受试者休息 5 min 后再重测。

结果与意义

1. 中国人平均正常血压参考值（mmHg）

表 5-1　中国人平均正常血压参考值（mmHg）

年龄	收缩压（男）	舒张压（男）	收缩压（女）	舒张压（女）
16~20	115	73	110	70
21~25	115	73	110	71
26~30	115	75	112	73
31~35	117	76	114	74
36~40	120	80	116	77
41~45	124	81	122	78
46~50	128	82	128	79
51~55	134	84	134	80
56~60	137	84	139	82
61~65	148	86	145	83

2. 测量血压的意义

监测血压的变化，目的是控制血压，通过血压来治疗预防。第一要防止出现并发症，第二是对已有高血压和并发症的患者采取积极应对措施。

思考题

1. 血压测量的分类有哪些？各自的特点是什么？
2. 影响血压的因素有哪些？
3. 高血压和低血压分别对身体有哪些损伤？

实验 4　心电图检查

实验目的

掌握心电图描记方法。熟悉心电图各个波段代表意义。

实验原理

心电图是应用心电图机从体表记录心脏每一心动周期所产生电活动变化的曲线图形，它反映了心脏兴奋的发生、传播和恢复过程的一系列变化。心电图机的作用是将微弱的心脏电流放大并记录，其种类较多，有单导心电图机、三导心电图机和12 导联心电图机。目前临床多采用 12 导联心电图机。心电图是诊断心血管病的重要方法之一，对急性心肌梗死、急性冠脉综合征、心肌炎、某些电解质紊乱以及各种心律失常的诊断均具有较大的价值，结合临床资料，对不明原因的心悸、胸痛、心力衰竭、晕厥、昏迷、休克及某些部位的疼痛等也具有不同程度的诊断和鉴别诊断意义。

实验材料

12 导联心电图机、医用酒精、导电膏（可用生理盐水代替）、棉签。

实验方法

1. 正确连接心电机导联

心电图的导联分为肢体导联和胸导联。
颜色顺序分别如下：
（1）肢体导联：黄色在左上肢，红色在右上肢，绿色在左下肢，黑色在右下肢。
（2）胸导联（见图 5-3）。

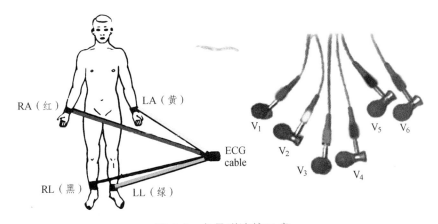

图 5-3　各导联连接示意

V1：红色在体表的位置，胸骨右缘第四肋间。

V2：黄色在体表的位置，胸骨左缘第四肋间。

V3：绿色在体表的位置，V2、V4 连线的中点。

V4：褐色在体表的位置，左锁骨中线第五肋间。

V5：黑色在体表的位置，左腋前线与 V4 同水平。

V6：紫色在体表的位置，左腋中线与 V4 同水平。

在人体四肢擦上生理盐水（酒精），按照上面顺序连接导联。注意，接电极的时候注意夹牢，保持导电良好。将电极连接人体肢体时，务必使电源开关处于关闭状态。

2. 心电图描记在方格纸上

方格纸由大、小方格组成（见图 5-4），小方格的边长为 1 mm，5 个小方格构成 1 个大方格。当走纸速度为标准的 25 mm/s 时，横向 1 个小格为 0.04 s，1 个大格为 0.2 s。当定标电压为标准的 1 mV 使曲线上移 10 mm 时，纵向 1 个小格为 0.1 mV，1 个大格为 0.5 mV。在特殊需要时，走纸速度可调快至 50 mm/s（0.02 s/小格），定标电压调至 1 mV = 20 mm（0.05 mV/小格）或 1 mV = 5 mm（0.2 mV/小格）。

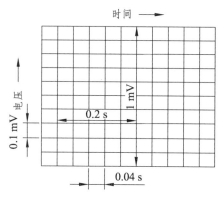

图 5-4　心电图纸

注意事项

（1）连接心电图机导联时，注意电极不能连接错误。

（2）接电极的时候注意夹牢，保持导电良好。在连接导联时涂抹导电膏，增加导电性。

（3）将电极连接人体肢体时，务必使电源开关处于关闭状态。

（4）心电图机工作时，被测试人员不可随意移动。

结果与意义

1. 心电图典型波段（见图 5-5）

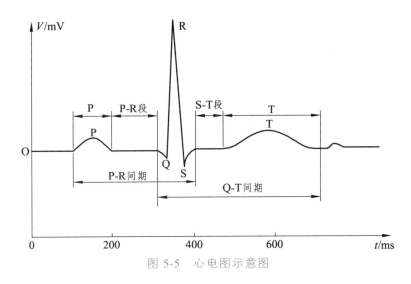

图 5-5　心电图示意图

2. 结果与意义

（1）P 波：为心电图上第一个波，代表心房除极的电位变化。① P 波形态：多呈圆钝形，有时可出现轻度切迹；② P 波方向：在 I、II、III、aVF、V4～V6 导联直立，在 aVR 导联倒置；③ P 波时间：≤0.11 s，P 波切迹间距<0.04 s；④ P 波振幅：肢体导联<0.25 mV，胸前导联正向波<0.15 mV，呈双向波时振幅算术和<0.2 mV；⑤ Ptfv1 值（V1 导联 P 波终末电势）：P 波在 V1 导联呈正负双向时，负向 P 波的振幅（mm）与时间（s）乘积>－0.02 mm·s。

根据 P 波方向可判断心律，P 波在 II 导联直立，在 aVR 导联倒置为窦性心律，否则为异位心律、镜像右位心或左、右手导联线接错。P 波时间延长多提示左心房扩大或房间束传导延缓，P 波振幅增高多提示右心房扩大、间歇性心房内传导阻滞或低血钾；P 波消失常见于心房扑动、心房颤动、房室交界性心律或高血钾等。Ptfv1 绝对值增大提示左心房扩大或左心房负荷增加。

（2）P-R 段：P-R 段是自 P 波终点至 QRS 波群起点间的线段，代表心房除极结束后房室结-希浦系统电活动的过程，也代表心房复极早期（P-Ta 段）的电位变化。由于此过程产生的电力过小，心电图只描记出一等电位线。正常 P 波与 P-R 段的时间比值为 1.0～1.6，比值增大提示左房扩大或心房内传导阻滞，比值缩小提示房室交界区传导延缓。P-R 段抬高>0.05 mV，压低>0.08～0.1 mV，考虑心房肌梗死，但应除外 P 波高大时 Ta 波负值增大引起的 P-R 段压低.P-R 段偏移也见于急性心包炎早期。

（3）P-R 间期：P-R 间期是自 P 波起点至 QRS 波群起点的时间，代表心房开始除极至心室开始除极的时间。P-R 间期长短与年龄、心率有关。心率在正常范围时，成年人 P-R 间期正常范围为 0.12～0.20 s。小儿或心动过速时，P-R 间期相应缩短；老年人或心动过缓时 P-R 间期相应延长，但一般不超过 0.22 s。

P-R 间期延长多提示房室传导延缓，P-R 间期缩短常提示心室预激或房室交界性搏动等。

（4）QRS 波群：QRS 波群是心电图上第二个波，常由 2～3 个波组成，代表心室除极的电位变化。① QRS 波群时间：0.06～0.10 s，少数可达 0.11 s；② QRS 波群形态：在 I、II 导联主波向上，在 aVR 导联主波向下；在 V1、V2 导联呈 rS 型，R/S<1；在 V3、V4 导联呈 RS 型，R/S = 1；在 V5、V6 导联呈 Rs 型，R/S>1；③ QRS 波群振幅：RI<1.5 mV，R II<2.5 mV，R III<1.5 mV，RI+S III<2.5 mV；RaVR<0.5 mV，RaVL<1.2 mV，RaVF<2.0 mV；RV1<1.0 mV，SV5<0.7 mV，RV1+SV5<1.2 mV，RV5 及 RV6<2.5 mV，RV5+SV1<4.0 mV（男）或 3.5 mV（女）；QRS 波群振幅（正向波与负向波振幅绝对值相加）在 6 个肢体导联不应<0.5 mV，在 6 个胸导联不应<1.0 mV，否则称为肢体导联低电压或胸导联低电压；④ Q 波：除 aVR 导联外，Q 波振幅<同导联 1/4/R，时间<0.04 s；III 导联 Q 波可以>同导联 1/4/R，但深吸气后可明显变小；V1 及 V2 导联不应出现 q 波，但可呈 QS 型。

QRS 波群时间延长提示心室肥大、心室内传导阻滞或室性异位搏动。QRS 波群振幅增高可见于小儿、胸壁薄的年轻人、心室预激或心室肥大患者；QRS 波群低电压见于肥胖、肺气肿、气胸、胸腔积液、浮肿、甲状腺功能减退以及心力衰竭等患者。异常 Q 波多为病理性，见于心肌梗死、心肌病、心肌炎、束支传导阻滞及心室肥大等。

（5）ST 段：ST 段是自 QRS 波群终点至 T 波起点间的线段，代表心室早期缓慢复极过程的电位变化。正常 ST 段多位于等电位线上，可有轻度的偏移。ST 段抬高在肢体导联和 V4～V6 导联<0.1 mV，在 V1、V2 导联<0.3 mV，在 V3 导联<0.5 mV；ST 段压低在任一导联均<0.05 mV，正常 ST 段时间≤0.15 s。

ST 段延长可见于低血钙、冠状动脉供血不足；ST 段缩短见于高血钙、早期复极综合征等。ST 段抬高见于急性心肌梗死、急性心包炎、室壁瘤、早期复极综合征及心脏手术后等；ST 段压低可为原发性或继发性，前者可见于冠状动脉供血不足、非 ST 段抬高型心肌梗死、低血钾或某些药物影响，后者见于心室肥大、束支传导阻滞及心室预激等。

（6）T 波：T 波是心电图上第三个波，代表心室快速复极时的电位变化。① 形态：呈圆钝状，平滑而宽大，直立时升支缓而降支陡，倒置时降支缓而升支陡；② 方向：大多与 QRS 波群主波方向一致，即在 I、II、V4～V6 导联直立，在 aVR 倒置；V1～V3 导联 T 波可直立、倒置或双向，但如 Tv1 直立则 Tv2 和 Tv3 不应倒置，如 Tv3 倒置则 Tv1 和 Tv2 也应倒置，且倒置的深度 V1～V3 应逐渐递减；③ 振幅：在以 R 波为主的导联，直立 T 波应>同导联 1/10R，否则为 T 波低平；胸导联 T 波可高达 1.2～1.5 mV；V1 导联 T 直立时，Tv1 多<Tv5、v6。

T 波高耸见于早期复极综合征、高血钾、超急性期心肌梗死、左心室舒张期负荷过重及迷走神经张力增高等；T 波低平或倒置见于冠状动脉供血不足、心肌炎、心肌病、心包炎、心室肥大、束支传导阻滞、心室预激、甲状腺功能减退及交感神经张力增高等；T 波呈对称性深倒置见于非 ST 段抬高型心肌梗死、冠状动脉供血不足及心尖肥厚型心肌病等；Tv1>Tv5、v6 见于左心室负荷增加、早期冠状动脉供血不足、心肌炎及心肌病等，也见于青少年自主神经功能紊乱或少数正常人。另外，过度通气、坐立位、进食后或吸烟等生理因素也可使 T 波由直立变为低平或倒置。

（7）Q-T 间期：Q-T 间期是从 QRS 波群起点至 T 波终点的时间，代表心室除极和复极全过程的时间。Q-T 间期长短与心率有关，心率愈快，Q-T 间期愈短，反之则愈长。心率在 60～100 次/min 时，Q-T 间期正常范围为 0.32～0.44 s.通过心率校正的 Q-T 间期称为校正的 Q-T 间期（Q-Tc）。Q-Tc 是指心率在 60 次/min 时的 Q-T 间期，其正常上限值为 0.44 s。

Q-T 间期延长见于低血钾、低血钙、服用胺碘酮类药物、心肌缺血、脑血管意外、长 Q-T 综合征等；Q-T 间期缩短见于高血钾、高血钙、服用洋地黄类药物、短 Q-T 综合征等。

 思考题

1. 如何用心电图结果计算心率？
2. 心电图基线上下漂移或突然升降，考虑什么原因？主要会影响哪一波段的判断？
3. 简述心电图的典型波形，以及各个波段代表的意义。

 实验 5　脑电图检查

 实验目的

测量并记录被测量者清醒、休息和闭眼时脑电波。学会脑电测量的基本方法。了解脑电测量的原理，并学习用生理信号计算机采集系统记录人体脑电图。

实验原理

脑电活动为大脑生理功能的基础。将大脑细胞群的自发性、节律性电活动所产生与邻近部位的 5～100 μV 电位差用电极加以引导接入，放大 100 万～200 万倍，以脑细胞电活动的电位为纵轴，时间为横轴，记录或显示的电位一时间关系曲线，就是脑电图。

脑电图检查的应用范围不仅限于神经系统疾病，现已广泛用于各科重危病人的监测、麻醉监测以及心理、行为的研究。

实验材料

脑电工作站、脑电引导电极、脑电极帽、酒精棉球、浓盐水（浸泡电极用）。

实验方法

（1）脑电图检查前清洗头发，前一天停用镇静定眠药。检查前向病人解释：脑电图检查无痛苦；检查时应保持心情平静；尽量保持身体各部位的静止不动；如何做好"睁闭眼"试验，过度换气及闪光刺激。

（2）电极：头皮电极以盘状电极效果最好。针电极因其在头皮下的部位不准确，阻抗高，引起病人痛苦，国际上已不再应用。在特殊情况下必须应用针电极时必须用一次性针电极以避免感染。柱状电极因其不易固定已很少使用。

（3）电极位置：国际通用 10-20 系统 19 个记录电极及 2 个参考电极。应用皮尺测量基线长度后按比例安置电极才能称之为 10-20 系统（见图 5-6），否则只能称为近似 10-20 系统。

Frontal（额）

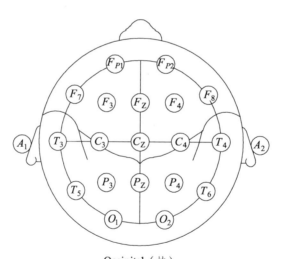

Occipital（枕）

图 5-6　10-20 系统示意图

先用皮尺测量两条基线，一为鼻额缝至枕外隆凸的前后联线，另一为双耳前窝的左右联线。两者在头顶的交点为 Cz（中央中线）电极的位置（见图 5-7）。从鼻额缝向后 10% 为 Fpz（额极中线）电极，从 Fpz 向后 20% 为 Fz（额中线），以后依次每 20% 为一个电极位置，从 Fz 向后依次为 Cz（中央中线），Pz（顶中线）及 Oz（枕中线），Oz 与枕外隆凸间的距离应为 10%。

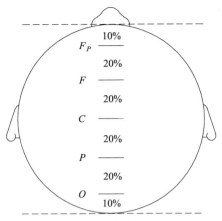

图 5-7　鼻额缝至枕外隆凸各电极示意图

另一基线为双耳前窝联线（见图 5-8），从左向右距左耳前窝 10% 为 T3（左中颞）电极，以后向右每 20% 放置一个电极，依次为 C3（左中央）Cz 应与鼻额缝枕外隆凸联线 Cz 相重合，Cz 向右 20% 为 C4（右中央），T4（右中颞），T4 应距右耳前窝 10%。

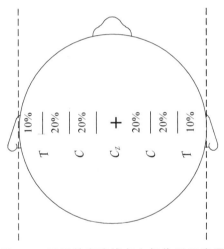

图 5-8　双耳前窝连线各电极位置示意图

从 Fpz 通过 T3 至 Oz 联线为左颞平面，距 Fpz 向左 10%Fp 为 1（右额极），从 Fp1 每向后 20% 放置电极一个。依次为 F7（左前颞）、T3、T5（左后颞）及 O1，其中 T3 为此线与双耳前窝联线之交点，O1 应距 Oz10%。右侧与此相同从前到后为 Fp2（右额极），F8（右前颞），T4（右中颞）O2（右枕），见图 5-9。

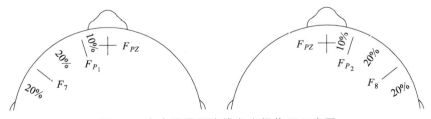

图 5-9　左右颞平面连线各电极位置示意图

从 Fp1 至 O1 及 Fp2 至 O2 各做一联线，为矢状旁平面，从 Fp1 向后各 20%分别放置电极一个，左侧为 F3（左额），C3（左中央）及 P3（左顶），P3 应距 O120%。右侧与此相同，电极为 F4（右额）C4（右中央）及 P4（右顶），见图 5-10。

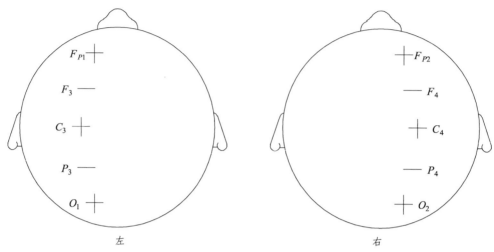

图 5-10　双侧矢状旁连线各电极位置示意图

双侧参考电极置于左右耳垂（A1，A2），新生儿和婴儿可置于双侧乳突（M1，M2）。

测量时应用标志笔在头皮上点出电极位置。测量后用 70%酒精或丙酮充分去脂后用导电胶将盘状电极一一粘于正确位置上。长期监测脑电图除用导电胶外，加用火胶固定电极。电极安放完毕测头皮电极间阻抗，应小于 5 KΩ，而且各电极阻抗应基本匹配。

特殊电极：必要时可以加特殊电极，如蝶骨电极用于癫痫或疑为癫痫的病人，硬膜外电极及深部植入电极用于癫痫人手术前或手术中定位。

（4）导联：每一个放大器有两个输入端。有两种基本导联。

参考导联：记录电极进入输入 1，参考电极进入输入 2。在 16 道脑电图仪具体安置如下：Fp1-A1，Fp2-A2，F3-A1，F4-A2，C3-A1，C4-A2，P3-A1，P4-A2，O1-A1，O2-A2，F7-A1，F8-A2，T3-A1，T4-A2，T5-A1，

双极导联：一对记录电极分别进入放大器的输入 1 和输入 2。常规应用两种导联：纵向双极异联：Fp1-F3，Fp2-F4，F3-C3，F4-C4，C3-P3，C4-P4，P3-O1，P4-O2，Fp1-F7，Fp2-F8，F7-T3，F8-T4，T3-T5，T4-T6，T5-O1，T6-O2。横向双极导联：Fp1-Fp2，F7-F3，F3-Fz，Fz-F4、F4-F8，A1-T3，T3-C3，C3-Cz，Cz-C4，C4-T4，T4-A2，T5-P3，P3-Pz，Pz-P4，P4-T6，O1-O2。

此外可根据临床需要增添顺时针环状导联，逆时针环状导联，横向三角导联，小三角导联等。

（5）放大器：有四项主要功能。

① 敏感性：输入电压和波幅之比，单位为 μV/mm。国际通用敏感性为 10 μV/mm 或 7 μV/mm。

② 时间常数：输入电压通过放大器后衰减 63% 所需的时间。国际通用 0.3 s。

③ 高频滤波：又称低通滤波。国际通用 75 Hz。即大于 75 Hz 的频率通过放大器后明显衰减。改变放大器参数来消除伪迹是错误的，因可以导致波形，波幅失真。

④ 交流滤波：仅使 50 Hz 或 60 Hz 电流（视输入电源周期数而定）明显衰减。国际脑电图及临床神经生理学会规定尽量不用交流滤波。但目前国内受脑电图室设备的限制，可以用交流滤波。

（6）记录速度：用记录纸的脑电图仪纸速应为每秒 30 mm。用荧光屏扫描显示的脑电图仪，在具备自动测量频率条件下扫描速度可变，仍以每 30 mm 相当 1 s 为宜。

（7）检查程序：常规脑电图记录时间不应少于 30 min，睡眠监测至少应包括一个完整的睡眠周期，录像脑电图监测最好监测到与过去发作完全相同的 1 次发作。在描记中病人任何动作均应及时记录于记录纸上，尤其出现发作时更应详细记录。

应包括参考导联、纵向双极导联及横向双极导联。

应在参考导联中进行生理反应及诱发试验。

睁闭眼：在参考导联，基线平稳时做 3 次睁闭眼，每次 3 s，间隔 10 s。

过度换气：在参考导联做过度换气 3 min，每分钟呼吸 15～20 次。儿童及不能合作者可令其吹置于嘴前的羽毛或纸片。过度换气后至少描记 3 min，如有异常应描记到异常消失。

每次描记前应做 10 s 仪器校准，各放大器输入 50 μV 电压，观察其阻尼及敏感性；以及生物校准，各道均将 O1 进入输入 1，A1 进入输入 2，描记 10 s，观察频率响应。仪器校准及生物校准各道完全一致，才能进行病人描记，否则应先进行仪器调试。病人描记完毕再做 10 s 仪器标准。

注意事项

（1）为保证绝对安全，测试前一定要检查机器接地良好后再开机。将脑电图机的导联线分别与相对应脑电极接通。

（2）请受试者坐舒服、肌肉放松、手平放在腿上、安静闭目（不出汗），然后开通脑电图显示或记录系统，观察脑电图波形的基线是否平稳，电极是否接触良好。如发现有心电、肌电信号干扰，则移动一下与该导联相连的电极位置。

结果与意义

脑电图报告：采用描写式报告。

（1）δ波（delta wave）：频率为 0.5～3 Hz，波幅为 20～200 μV，表示大脑处于无梦深睡状态，是婴儿大脑的基本波形，在生理性慢波睡眠状态和病理性昏迷状态也会见到。

（2）θ波（theta wave、中间慢波）：频率为 4～7 Hz，波幅为 20～100 μV，表示大脑处于深挚思维或灵感思维状态，是学龄前儿童的基本波形，成年人瞌睡状态也会出现。

（3）α波（alpha wave）：频率 8～13 Hz，波幅为 10～100 μV，是成年人安静闭目状态下的正常波形，在顶、枕区α活动最为明显，数量最多，而且波幅也最高。

（4）β波（beta wave）：频率为 14~30 Hz，波幅为 5~25 μV，在额、颞、中央区β活动最为明显；其指数约为 25%。

（5）睁闭眼：描写睁眼后脑电图的变化，是否出现异常波及其部位，以及闭目后恢复情况。

（6）过度换气：描写过度换气后脑电图的变化及其出现时间，持续时间。过度换气后恢复至过度换气前背景的时间。如出现异常波应描写波形及部位以及出现方式，即单个散在还是成节律。

（7）睡眠：除描写背景活动外，应描写睡眠现象（顶尖波、睡眠给锤，K 复合波）的出现部位，两侧是否对称。还应叙述睡眠纺锤的频率及波幅以及每次出现的持续时间。还应对睡眠分期作描述。如睡眠中出现异常波，应描写出现于哪一期，出现部位及出现方式。

思考题

1. 思考不同思维活动对脑电图影响的机理。
2. 开闭眼实验中脑电波的最大和最小幅度？

实验 6　外科洗手、穿脱手术衣

实验目的

掌握外科洗手的方法与意义。掌握穿脱手术衣的要领。掌握穿脱无菌手套的步骤和意义。

实验原理

手上皮肤微生物可分两大类：常居菌和暂居菌。常居菌可在皮肤上生长繁殖，并可重复分离，一般方法不易杀灭。暂居菌是在工作中临时污染的微生物，只能在短期内分离，很少在皮肤上繁殖。暂居菌的组成往往与从事的工作有关，与医院感染关系密切，一般来源于环境。所以手术室内更要严格执行消毒，避免交叉感染事故发生，确保手术顺利完成。

外科洗手可去除指甲、手、前臂的污物和暂居菌，将常居菌减少到最低程度，抑制微生物的快速再生。然而任何一种洗手方法，都不能完全消灭皮肤深处的细菌，这些细菌在手术过程中逐渐移行到皮肤表面并迅速繁殖生长，故洗手之后必须穿上无菌手术衣，戴上无菌手套，达到手术过程中的无菌要求。因此，在外科操作中，手消毒、穿脱手术衣和穿脱无菌手套都是必须掌握的方法。

实验材料

流动水、肥皂或消毒液、消毒棉巾、无菌手术衣、无菌手套、口罩、帽子。

实验步骤

1. 外科洗手

（1）洗手，戴帽子、口罩。取下手部饰物，挽起衣袖。修剪指甲，流动水下清除污垢。

（2）清洗双手：流动水冲洗双手→腕部→前臂→肘→上臂下 1/3 段。

（3）取 3~5 mL 洗手液涂抹双手及前臂至肘上 1/3 处，彻底搓揉，顺序如下：

① 掌心相对，手指合拢，洗净掌心与指腹；

② 手心对手背，手指交叉搓，换手进行重复动作；

③ 掌心相对，手指交叉，洗净指缝与指蹼；

④ 双手指相扣，洗净指背；

⑤ 握住拇指旋转揉搓，换手进行重复动作；

⑥ 指尖并拢，掌心处揉搓，换手进行重复动作；

⑦ 环行揉搓腕部、前臂至肘上 1/3 处，换手进行重复动作。

七步洗手法口诀（图 5-11）：内、外、夹、弓、大、立、腕。

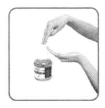 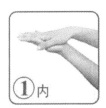 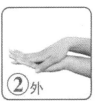 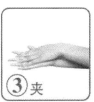

取适量洗手液于掌心　　掌心对掌心揉搓　　手指交叉掌心对手背揉搓　手指交叉掌心对掌心揉搓

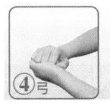 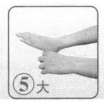 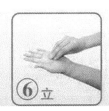 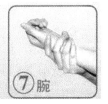

双手互握相互揉搓指背　拇指在掌中转动揉搓　　指尖在掌心揉搓　　旋转揉搓腕部直至肘部

图 5-11　七步洗手法示意图

（4）冲洗双侧手指、手掌、手背→手抬高→水顺手、上臂向肘部流下，不可倒流。

（5）干手、手臂：取无菌毛巾→擦干双手→将毛巾对折成三角形搭在一侧手臂上→另一只手握住两角顺势向上至肘部擦干。取另一块无菌毛巾，同法擦干另一侧。

（6）消毒双手。

① 取 2 mL 洗手消毒液于左手掌心；

② 右手指尖于左手掌内擦洗；

③ 左手掌将剩余的洗手消毒液均匀涂抹右手的手掌→指蹼→指缝→手背→手臂→肘上 10 cm。

④ 重复消毒左手；

⑤ 最后再取 2 mL 洗手消毒液，按七步洗手法消毒双手。

（7）双手悬空置胸前。

2. 穿脱手术衣

（1）在穿无菌手术衣前，手术人员必须洗手，并经消毒液泡手和晾干。

（2）无菌手术衣包事先由巡回护士打开，无菌手套亦由巡回护士备好。

（3）穿无菌手术衣。

① 一手抓住最上面的折叠的手术衣中部，拿起，注意不要污染下面的手术衣。

② 用双手分别提起手术衣的衣领两端，轻轻抖开手术衣，有腰带的一面向外，将手术衣略向上抛起，顺势双手同时插入袖筒，手伸向前，巡回护士在后面协助穿衣，使双手伸出袖口。

③ 身体略向前倾，使腰带悬垂离开手术衣，双手交叉提起左右腰带略向后递，由护士在身后接去后系紧。

（4）脱手术衣。手术完毕，如有接台手术，先脱手术衣，后脱手套。由护士解开腰带后将手术衣自背部向前反折脱掉，小心使手套的腕口随之翻转于手上。

3. 穿脱无菌手套

（1）隔着衣袖取无菌手套放于另一手袖口处，将手套指端朝向手臂，拇指相对。

（2）放有手套的手隔着衣袖将手套的翻折边抓住，另一只手隔着衣袖拿另一侧翻折边将手套翻于袖口上，手迅速伸入手套内。

（3）同法戴另一侧。

（4）调整手套位置。

（5）脱手套。首先脱去手术衣，将戴手套的右手插入左手手套外面（脱手术衣时翻转）脱去手套，注意手套不可触及左手皮肤，然后左手拇指伸入右手鱼际肌之间，向下脱去右手套。此时注意右手不可触及手套外面，以确保手不被手套外的细菌污染。脱去手套后，双手需重新消毒或刷洗消毒后方可参加下一台手术。

注意事项

1. 外科洗手的要点

（1）外科洗手时认真清洗指甲、指尖、指缝、指关节等易污染的部位。

（2）手指不得涂抹指甲油，不能佩戴饰品。

（3）冲洗双手时避免溅湿衣裤，溅湿后立即更换。

（4）冲洗时，保持肘关节于最低位，擦手毛巾应从指间向上擦，决不能来回擦手。使用后的海绵、刷子等，应当放在指定的容器中，一用一消毒。

（5）洗手看时间，每步骤不得少于 15 s。

（6）消毒后双手不得触及有菌物品。

2. 穿脱手术衣的要点

（1）手提衣领两端抖开全衣，注意勿将衣服外面对向自己或触碰到其他物品或地面。

（2）面对无菌台穿衣。向前稍弯腰，使腰带悬空，两手交叉，提取腰带中下段向后递，由他人在身后将带收紧。

3. 穿脱无菌手套的要点

（1）持手套时，手稍向前伸，不要紧贴手术衣；戴手套时，未戴手套的手不可触及手套外面，戴第一只手套时应特别注意。

（2）戴好手套后，应将翻边的手套口翻转过来压住袖口，不可将腕部裸露；翻转时，戴手套的手指不可触及皮肤。

（3）若戴手套时使用了滑石粉，应在参加手术前用无菌盐水冲净手套上的滑石粉。

（4）戴好手套后，双手不可触及非无菌区，手的活动范围上至肩平，左右侧至腋前线，下至脐平。

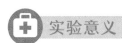 **实验意义**

手术室是为病人提供手术及抢救的场所，是医院的重要技术部门。医生护士的手卫生及消毒情况是确保手术成功率的必要条件。而外科洗手、手术衣和无菌手套是确保术后手术切口不会感染的重要条件。通过正确的外科洗手、穿无菌手术衣和无菌手套，可清除或者杀灭手表面暂居菌，减少常居菌，抑制手术过程中手表面微生物的生长，减少手部皮肤细菌的释放，防止病原微生物在医务人员和患者之间的传播，有效预防手术部位感染发生。

思考题

1. 外科洗手的时间为什么每个步骤都要大于 15 s？

2. 手消毒后为何要将手悬置于胸前？

3. 穿手术衣后手可以触碰哪些部位？

4. 脱手套后，进行下一台手术是否还需要再次外科洗手？为什么？

实验 7　病例讨论及病案书写

实验目的

通过提出病例，相互提问，掌握病案书写方法。

实验原理

病例分析、病案书写对于临床从医人员十分重要，只有病例分析准确，病案书写完整，才能对疾病做出更好的判断与记录。因此病例分析、病案书写十分重要。

病例讨论

男性，36 岁，间断上腹痛 2 年，再发 4 天。

患者 2 年前饮食不当后出现上腹痛，胀痛，伴恶心，嗳气，无呕吐，自服"胃药"好转，此后常于秋冬、冬春交际时出现餐后上腹胀痛，无反酸、胃灼热，空腹减轻，食欲可，进食减少。发作期间体重略有下降，症状缓解后体重可恢复。4 天前劳累后再次出现上述症状，二便正常。既往无其他病史，吸烟史 5 年。

查体：T36.7 ℃，P80 次/min，R16 次/min，BP110/70 mmHg。体型瘦高，无贫血貌，浅表淋巴结不大，心肺无异常，腹平软，剑突下压痛（+），无反跳痛，肝脾肋下未及，Merphy 征阴性，肠鸣音 4 次/min，双下肢不肿。

血常规：Hb135 g/L，WBC7.2×10⁹/L，N65%，L35%，血小板 200×10⁹/L；腹部B 超示：肝、胆、脾、胰、肾未见异常。

问题 1：请初步诊断该患者为何种疾病。

问题 2：请指出患者的主诉和诊断依据是什么。

问题 3：需要进一步做哪些检查？

病案书写

主诉：患者就诊时候的主要表现或体征。

现病史：某时间因某症状就诊某医院，诊断为"某病"，经过某治疗，效果如何，有无主要并发症（主要的一两个）。发病以来，精神、食欲、睡眠情况，二便情况，体重情况。

既往史：否认"伤寒、结核、痢疾、病毒性肝炎"等传染病史。否认"高血压病、糖尿病、冠心病"等病史。无食物药物过敏史。无外伤、手术及输血史。预防接种史不详。

个人史：出生地，文化程度，从事职业，有（无）烟酒嗜好，否认疫水、疫区及毒物放射性物质接触史，否认性病及冶游史。

行经天数天。

月经史：初潮年龄—末次月经×××年×月×日（或绝经年龄）。经量一般，有（无）痛经史，白带情况。

月经周期天。

G×P×，足—早—流—存。

婚育史：×岁结婚，爱人现年×岁，关系和睦，育有×子，母子体健。

家族史：父母情况，兄弟姐妹情况。否认相同疾病及结核、心脏病等病史。

系统回顾。

头颅五官：有无视力障碍、耳聋、耳鸣、眩晕、鼻出血、牙痛、牙龈出血及声音嘶哑史。

呼吸系统：有无慢性咳嗽、咽痛、咳痰、咯血、呼吸困难、胸痛。

循环系统：有无心悸、活动后气促、心前区痛、下肢水肿、腹水、头晕、头痛、晕厥、血压增高史。

消化系统：有无食欲减退、反酸、嗳气、恶心、呕吐、腹胀、腹痛、便秘、腹泻、呕血、黑便、便血、黄疸。

泌尿生殖系统：有无腹痛、尿频、尿急、尿痛、排尿困难、血尿、尿量异常、夜尿增多、浮肿、阴部瘙痒、阴部溃烂。

造血系统：有无乏力、发晕、眼花、牙龈出血、鼻出血、皮下出血、骨痛。

内分泌与代谢系统：有无食欲亢进、食欲减退、烦热、多汗、畏寒、多饮、多尿、双手寒战、性格改变、显著肥胖、明显消瘦、毛发增多、毛发脱落、色素沉着、性功能改变、闭经。

肌肉与骨关节系统：有无游走性关节痛、关节红肿、关节变形、肌肉痛、肌肉萎缩。

神经系统：有无头晕、头痛、眩晕、晕厥、记忆力减退、视力障碍、失眠、意识障碍、颤动、抽搐、瘫痪、感觉异常。

体格检查。

体温、呼吸、脉搏、血压检查。

一般状况：发育正常，营养良好，无病容，自主体位，步态正常，神志清楚，查体是否合作。

皮肤黏膜：色泽、温度、湿度及弹性是否正常，有无皮疹、皮下出血、水肿、肝掌、蜘蛛痣、黄疸。毛发分布是否正常。

淋巴结：耳前、耳后、枕后、颌下、颏下、颈前、颈后、锁骨上、腋窝、滑车上、腹股沟、腘窝淋巴结是否正常。

头部：头形正常，头发色黑，有光泽，分布均匀，头部无瘢痕。

眼：眼睑无水肿，脸结合膜未见出血点，巩膜无黄染，角膜透明，瞳孔等大等圆直径 3～4 mm，对光反射、集合反射存在。

耳：听力佳，耳郭正常，外耳无分泌物，乳突无压痛。

鼻：外形正常，通畅，中隔无弯曲，无流涕，鼻窦区无压痛。

口腔：口唇红润，黏膜无溃疡，（无 koplik 斑），舌红苔白，伸舌居中，牙列整齐，牙龈无红肿流脓，咽无红肿，双侧扁桃体无肿大，发音正常。

颈部：无抵抗，颈静脉无怒张，颈动脉搏动正常，肝颈静脉回流征阴性，气管居中，甲状腺无肿大。

胸部：胸廓对称无畸形，（女）胸式呼吸为主，乳房正常对称，无硬节。（男）无男乳女化。呼吸节律规整。

肺脏。

视诊：呼吸运动两侧相等，肋间隙正常。

触诊：两侧呼吸动度均等，两侧语震无明显差别，无胸膜摩擦感。

叩诊：呈清音，肺下界位于右侧锁骨中线上第×肋间，肩胛下角线第×肋间，左侧肩胛线第×肋间，移动度约×（6～8）cm。

听诊：呼吸规整，呼吸正常，无异常呼吸音，无干湿性啰音，语音传导传导正常，无胸膜摩擦音。

心脏。

视诊：心前区无隆起，心尖搏动位于第×肋间左锁骨中线内（外）×（0.5～1）cm，搏动范围直径约×（2.0～2.5）cm。

触诊：心尖部无震颤、摩擦感及抬举性搏动，心尖搏动同上。

叩诊：心脏相对浊音界如表 5-2。

表 5-2　心脏相对浊音界

右侧（cm）	肋间	左侧（cm）
2～3	II	2～3
2～3	III	3.5～4.5
3～4	IV	5～6
—	V	7～9

左锁骨中线距前正中线 8～10 cm，心界不大。

听诊：心率××次/min，心律齐，无额外心音，A2>P2（P2>A2），各瓣膜听诊区未闻及杂音、心包摩擦音。

桡动脉：脉率×次/min，搏动有力，节律整齐，无奇脉或脉搏短绌、水冲脉，血管壁弹性正常。

周围血管征：无毛细血管搏动及枪击音。

腹部。

视诊：腹对称，无膨胀，（男）腹式呼吸为主，腹壁静脉无怒张，无皮疹、瘢痕、胃或肠蠕动波及肿物隆起。

触诊：腹部柔软，无压痛、反跳痛、振水音及液波震颤，肝、脾和肾未触及，Murphy征阴性。

叩诊：无移动性浊音，轻度鼓音，肝浊音界存在。肝上界在右侧锁骨中线第×肋间，双肾区无叩痛。

听诊：肠鸣音正常，×次/min。无血管杂音。

肛门直肠：无肛裂、脱肛、瘘管和痔疮，直肠指检括约肌紧张度正常，未触及肿物，无狭窄及压痛。

外生殖器：阴毛分布正常，外阴发育正常。

脊柱四肢：脊柱弯度正常，无畸形，活动度正常，无压痛及叩痛。四肢无畸形、杵状指、趾，无静脉曲张、肌肉萎缩及骨折，运动正常，无红肿及压痛，关节活动不受限。

神经反射：腹壁反射存在，肱二头肌、膝腱及跟腱反射正常。未引出 Hoffmann 征、Babinski 征、Oppenheim 征、Kernig 征、Brudzinski 征。

实验室检查及其他检查。

注意事项

（1）应仔细观察询问对象，及时做好相关情况记录。

（2）收集资料过程中，注意语言、态度，不能过于生硬。

（3）询问患者个人情况后，要注意隐私保护，及时同患者落实资料记录的准确性。

实验意义

通过病例讨论，树立主治管理病人的规范，可以有效提高医疗质量，培养新生医务人员的能力，增进对疑难病例的诊断思维，更好地服务病人。

病历（病案）是关于患者疾病发生、发展、诊断、治疗情况的系统记录；是临床医师根据问诊、查体、辅助检查以及对病情的详细观察所获得的资料，经过归纳、分析、整理书写而成的医疗档案资料。病历不仅真实反映患者病情，也直接反映医院医疗质量、学术水平及管理水平；病历不但为医疗、科研、教学提供极其宝贵的基础资料，也为医院管理提供不可缺少的医疗信息；在涉及医疗纠纷时，病历是帮助判定法律责任的重要依据；在基本医疗保险制度的改革中，病历又是有关医疗付费的凭证。书写完整而规范的病历，是培养临床医师临床思维能力的基本方法，是提高临床医师业务水平的重要途径。

思考题

1. 如何对临床疾病更好地进行鉴别？

2. 在病例资料收集过程中，是否有可以省略的部分？

第六章

中医药学实验

健康服务与管理在中国传统医学中侧重于运用中医整体观来指导健康体检、中医健康教育、体质辨识、生活方式干预、危险因素控制及效果评价等，将中医"治未病"的理论和方法与现代健康管理学相结合，是一种有效、安全、经济的方法，将疾病控制模式从以治疗为主转为以预防为主，防治结合。本章介绍常用的中医体质辨识、中医舌诊、艾灸、拔罐、推拿、刮痧及中药煎熬等基本方法。

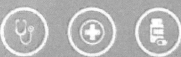

实验 1 中医体质辨识评价

实验目的

掌握体质辨识的要点，学会运用体质辨识表格。熟悉体质辨识的意义。

实验原理

中医体质学中，体质的概念是指人体生命活动过程中在先天禀赋和后天获得的基础上形成的形态结构、生理功能和心理状态等方面综合的、相对稳定的固有特质，是人类在生长发育过程中所形成的与自然、社会环境相适应的人体个性特征，它具有遗传性、个体差异性、群类趋同性、相对稳定性和动态可变性等特点。

中医体质的概念，一方面体现了体质形成的基础是先天禀赋和后天获得两个基本要素。另一方面也体现了机体内、外环境相统一的整体观念。根据人体形体特征、心理特征、常见表现、发病倾向及对外界适应能力等方面的不同，中国人的体质可分为平和质、气虚质、阳虚质、阴虚质、痰湿质、湿热质、血瘀质、气郁质、血虚质和特禀质等。中医治病讲究辨证施治、三因（因人、因地、因时）制宜；中医养生更讲究辨体施用、三因制宜。这就是说中医养生，不仅注重辨别人们的体质特点，而且还注重根据人们的体质特点、所处的地理环境特点、发病所处季节的气候特点，辨体用药调理。因此中医体质辨识在中医治病养生中十分重要。

实验材料

体质辨识表格、纸、笔。

实验步骤

（1）如实填写符合《中医体质分类与判定》标准的问卷（表6-2）。

（2）问卷一般为选择题，约 60 道题，使用者根据自身情况进行填写完毕后即可获知自身体质类型。

（3）中医体质分类与判定问卷（中华中医药学会标准）。

① 判定方法。

回答"中医体质分类与判定问卷"中的全部问题，每一问题按5级评分，计算原始分及转化分，依标准判定体质类型。

原始分 = 各个条目的分会相加

转化分数 = [（原始分 - 条目数）/（条目数 × 4）] × 100

② 判定标准。

平和质为正常体质，其他 8 种体质为偏颇体质。判定标准见表 6-1。示例：某人各体质类型转化分如：平和质 75 分，气虚质 56 分，阳虚质 27 分，阴虚质 25 分，痰湿质 12 分，湿热质 15 分，血瘀质 20 分，气郁质 18 分，特禀质 10 分。根据判定标准，虽然平和质转化分 ≥60 分，但其他 8 种体质转化分并未全部 <40 分，其中气虚质转化分 ≥40 分，故此人不能判定为平和质，应判定为气虚质。

表 6-1　平和质与偏颇体质判定标准表

体质类型	条件	判定结果
平和质	平和体质转化分 ≥60 分	是
	其他 8 种体质转化分均 <30 分	
	平和体质转化分 ≥60 分	基本是
	其他 8 种体质转化分均 <40 分	
	不满足上述条件者	否
偏颇体质	转化分 ≥40 分	是
	转化分 30~39 分	倾向是
	转化分 <30 分	否

表 6-2　中医体质分类与判定问卷

阳虚质				
请根据近一年的体验和感觉，回答以下问题	没有（根本不）	很少（有一点）	有时（有些）	经常（相当）	总是（非常）
（1）您手脚发凉吗？	1	2	3	4	5
（2）您胃脘部、背部或腰膝部怕冷吗？	1	2	3	4	5
（3）您感到怕冷，衣服比别人穿得多吗？	1	2	3	4	5
（4）您比一般人耐受不了寒冷（冬天的寒冷，夏天的冷空调、电扇等）吗？	1	2	3	4	5
（5）您比别人容易患感冒吗？	1	2	3	4	5
（6）您吃（喝）凉的东西会感到不舒服或者怕吃（喝）凉东西吗？	1	2	3	4	5
（7）您受凉或吃（喝）凉的东西后，容易腹泻（拉肚子）吗？	1	2	3	4	5
判断结果：□是□倾向是□否					

续表

阴虚质					
请根据近一年的体验和感觉，回答以下问题	没有（根本不）	很少（有一点）	有时（有些）	经常（相当）	总是（非常）
（1）您感到手脚心发热吗？	1	2	3	4	5
（2）您感觉身体、脸上发热吗？	1	2	3	4	5
（3）您皮肤或口唇干吗？	1	2	3	4	5
（4）您口唇的颜色比一般人红吗？	1	2	3	4	5
（5）您容易便秘或大便干燥吗？	1	2	3	4	5
（6）您面部两颧潮红或偏红吗？	1	2	3	4	5
（7）您感到眼睛干涩吗？	1	2	3	4	5
（8）您感到口干咽燥、总想喝水吗？	1	2	3	4	5
判断结果：□是□倾向是□否					

气虚质					
请根据近一年的体验和感觉，回答以下问题	没有（根本不）	很少（有一点）	有时（有些）	经常（相当）	总是（非常）
（1）您容易疲乏吗？	1	2	3	4	5
（2）您容易气短（呼吸短促，接不上气）吗？	1	2	3	4	5
（3）您容易心慌吗？	1	2	3	4	5
（4）您容易头晕或站起时晕眩吗？	1	2	3	4	5
（5）您比别人容易患感冒吗？	1	2	3	4	5
（6）您喜欢安静、懒得说话吗？	1	2	3	4	5
（7）您说话声音低弱无力吗？	1	2	3	4	5
（8）您活动量稍大容易出虚汗吗？	1	2	3	4	5
判断结果：□是□倾向是□否					

痰湿质					
请根据近一年的体验和感觉，回答以下问题	没有（根本不）	很少（有一点）	有时（有些）	经常（相当）	总是（非常）
（1）您感到胸闷或腹部胀满吗？	1	2	3	4	5
（2）您感到身体沉重，不轻松或不爽快吗？	1	2	3	4	5
（3）您腹部肥满松软吗？	1	2	3	4	5
（4）您有额部油脂分泌多的现象吗？	1	2	3	4	5

续表

痰湿质					
请根据近一年的体验和感觉，回答以下问题	没有（根本不）	很少（有一点）	有时（有些）	经常（相当）	总是（非常）
（5）您上眼睑比别人肿（上眼睑有轻微隆起现象）吗？	1	2	3	4	5
（6）您嘴里有黏黏的感觉吗？	1	2	3	4	5
（7）您平时痰多，特别咽喉部总感到有痰堵着吗？	1	2	3	4	5
（8）您活动量稍大容易出虚汗吗？	1	2	3	4	5
判断结果：□是□倾向是□否					

湿热质					
请根据近一年的体验和感觉，回答以下问题	没有（根本不）	很少（有一点）	有时（有些）	经常（相当）	总是（非常）
（1）您面部或鼻部有油腻感或者油亮发光吗？	1	2	3	4	5
（2）您容易生痤疮或疮疖吗？	1	2	3	4	5
（3）您感到口苦或嘴里有异味吗？	1	2	3	4	5
（4）您大便黏滞不爽，有解不尽的感觉吗？	1	2	3	4	5
（5）您小便时尿道有发热感、尿色浓（深）吗？	1	2	3	4	5
（6）您带下色黄（白带颜色发黄）吗？（限女性回答）	1	2	3	4	5
（7）您的阴囊部位潮湿吗？（限男性回答）	1	2	3	4	5
判断结果：□是□倾向是□否					

血瘀质					
请根据近一年的体验和感觉，回答以下问题	没有（根本不）	很少（有一点）	有时（有些）	经常（相当）	总是（非常）
（1）您的皮肤在不知不觉中会出现青紫瘀斑（皮下出血）吗？	1	2	3	4	5
（2）您两颧部有细微红丝吗？	1	2	3	4	5
（3）您身体上哪里疼痛吗？	1	2	3	4	5
（4）您面色晦暗或容易出现褐斑吗？	1	2	3	4	5
（5）您容易有黑眼圈吗？	1	2	3	4	5
（6）您容易忘事（健忘）吗？	1	2	3	4	5
（7）您口唇颜色偏暗吗？	1	2	3	4	5
判断结果：□是□倾向是□否					

续表

气郁质					
请根据近一年的体验和感觉，回答以下问题	没有 （根本不）	很少 （有一点）	有时 （有些）	经常 （相当）	总是 （非常）
（1）您感到闷闷不乐、情绪低沉吗？	1	2	3	4	5
（2）您容易精神紧张、焦虑不安吗？	1	2	3	4	5
（3）您多愁善感、感情脆弱吗？	1	2	3	4	5
（4）您容易感到害怕或受到惊吓吗？	1	2	3	4	5
（5）您胁肋部或乳房胀痛吗？	1	2	3	4	5
（6）您无缘无故叹气吗？	1	2	3	4	5
（7）您咽喉部有异物感，且吐之不出、咽之不下吗？	1	2	3	4	5
判断结果：□是□倾向是□否					

特禀质					
请根据近一年的体验和感觉，回答以下问题	没有 （根本不）	很少 （有一点）	有时 （有些）	经常 （相当）	总是 （非常）
（1）您没有感冒时也会打喷嚏吗？	1	2	3	4	5
（2）您没有感冒时也会鼻塞、流鼻涕吗？	1	2	3	4	5
（3）您有因季节变化、温度变化或异味等原因而咳喘的现象吗？	1	2	3	4	5
（4）您容易过敏（对药物、食物、气味、花粉或在季节交替、气候变化时）吗？	1	2	3	4	5
（5）您的皮肤容易起荨麻疹（风团、风疹块、风疙瘩）吗？	1	2	3	4	5
（6）您的皮肤因过敏出现过紫癜（紫红色瘀点、瘀斑）吗？	1	2	3	4	5
（7）您的皮肤一抓就红，并出现抓痕吗？	1	2	3	4	5
判断结果：□是□倾向是□否					

平和质					
请根据近一年的体验和感觉，回答以下问题	没有 （根本不）	很少 （有一点）	有时 （有些）	经常 （相当）	总是 （非常）
（1）您精力充沛吗？	1	2	3	4	5
（2）您容易疲乏吗？*	5	4	3	2	1

请根据近一年的体验和感觉，回答以下问题	没有（根本不）	很少（有一点）	有时（有些）	经常（相当）	总是（非常）
平和质					
（3）您说话声音低弱无力吗？*	5	4	3	2	1
（4）您感到闷闷不乐、情绪低沉吗？*	5	4	3	2	1
（5）您比一般人耐受不了寒冷（冬天的寒冷，夏天的冷空调、电扇等）吗？*	5	4	3	2	1
（6）您能适应外界自然和社会环境的变化吗？	1	2	3	4	5
（7）您容易失眠吗？*	5	4	3	2	1
（8）您容易忘事（健忘）吗？*	5	4	3	2	1
判断结果：□是□倾向是□否					

注：标有*的条目需先逆向计分，即：1→5，2→4，3→3，4→2，5→1，再用公式转化分。

注意事项

体质辨识量表的结果必要时候仍需要专业中医医生进行判断，尤其是出现几种体质同时存在的情况，需要中医医生根据患者实际情况，四诊合参，综合判断。

结果与意义

（1）平和质：总体特征为阴阳气血调和，以体态适中、面色红润、精力充沛等为主要特征。调养采取"中庸之道"。

（2）气虚质：总体特征为元气不足，以疲乏、气短、自汗等气虚表现为主要特征。容易患感冒、胃下垂。

（3）阳虚质：总体特征为阳气不足，以畏寒怕冷、手足不温等虚寒表现为主要特征。主要做好"防寒保暖"。

（4）阴虚质：总体特征为阴液亏少，以口燥咽干、手足心热等虚热表现为主要特征。中午要保证午休。

（5）痰湿质：总体特征为痰湿凝聚，以形体肥胖、腹部肥满、口黏苔腻等痰湿表现为主要特征。最受富贵病青睐。

（6）湿热质：总体特征为湿热内蕴，以面垢油光、口苦、苔黄腻等湿热表现为主要特征。性格表现急躁易怒。

（7）血瘀质：总体特征为血行不畅，以肤色晦暗、舌质紫暗等血瘀表现为主要特征。容易患上心脏病。

（8）气郁质：总体特征为气机郁滞，以神情抑郁、忧虑脆弱等气郁表现为主要特征。性格内向不稳定、敏感多虑。

（9）特禀质：总体特征为先天失常，以生理缺陷、过敏反应等为主要特征。其实就是过敏体质。

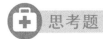 **思考题**

1. 为什么要进行中医辨识体检？
2. 体质对健康有什么影响？
3. 辨清体质后如何指导健康？
4. 与现代医学体检相比，中医体质体检有什么特点？

实验2 舌诊与脉诊方法

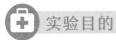 **实验目的**

熟悉望舌的内容，掌握望舌质、舌苔的意义。熟悉望舌质、舌苔的内容，了解望舌的方法。掌握脉诊的方法，熟悉脉诊的意义。了解各种脉的名称、意义。

实验原理

舌诊是观察舌头的色泽、形态的变化来辅助诊断及鉴别的一个简单有效的方法，舌为心之苗，脾之外候，苔由胃气所生。脏腑通过经脉与舌相联，是中医诊断疾病的重要联系，手少阴之别系舌本，足少阴之脉挟舌本，足厥阴之脉络舌本，足太阴之脉连舌本，散舌下，故脏腑病变，可在舌质和舌苔上反映出来。舌诊主要诊察舌质和舌苔的形态、色泽、润燥等，以此判断疾病的性质、病势的浅深、气血的盛衰、津液的盈亏及脏腑的虚实等。正常的舌象是淡红舌、薄白苔，正常人舌质的颜色淡红而润，深浅适中，如果气血改变，则舌质改变。舌苔，是胃气上蒸而生，正常人有一层薄白苔，不干不湿，不滑不燥，如脏腑有病，胃气挟病邪之气上蒸，其苔色即发生改变。

脉诊是通过按触人体不同部位的脉搏，以体察脉象变化的切诊方法，又称切脉、诊脉、按脉，它包括动脉搏显现部位的深浅、速率的快慢、强度的大小、节律的均匀与否等。脉象的形成与脏腑气血密切相关，正常的脉象是不浮不沉、不快不慢、中和有力、节律均匀的，称作"平脉"（正常脉象）。若脏腑气血发生病变，血脉运行就会受到影响，脉象就有变化。脉象的变化与疾病的病位、性质和邪正盛衰相关，不同的病症常出现不同的脉象，例如病位浅在表则脉浮，病位深在里则脉沉；疾病性质属寒则脉迟，属热则脉数；邪气盛则脉实，正气虚则脉虚。

因此舌诊和脉诊都是中医辨证论治不可少的依据。

实验材料

舌诊图谱、脉诊图形、脉诊垫。

实验步骤

1. 舌　诊

（1）伸舌姿势：望舌时要求患者把舌伸出口外，充分暴露舌体。口要尽量张开，伸舌要自然放松，毫不用力，舌面应平展舒张，舌尖自然垂向下唇。

（2）顺序：望舌应循一定顺序进行，一般先看舌苔，后看舌质，按舌尖、舌边、舌中、舌根的顺序进行（见图 6-1）。

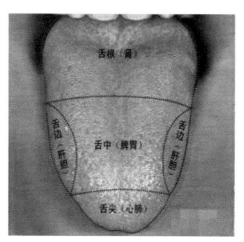

图 6-1　望舌的顺序以及各部位代表的含义

（3）光线：望舌应以充足而柔和的自然光线为好，面向光亮处，使光线直射口内，要避开有色门窗和周围反光较强的有色物体，以免舌苔颜色产生假象。

（4）饮食：饮食对舌象影响也很大，常使舌苔形、色发生变化。由于咀嚼食物反复摩擦，可使厚苔转薄；刚刚饮水，则使舌面湿润；过冷、过热的饮食以及辛辣等刺激性食物，常使舌色改变。此外，某些食物或药物会使舌苔染色，出现假象，称为"染苔"，这些都是因外界干扰导致的一时性虚假舌质或舌苔，与患者就诊时的病变并无直接联系，不能反映病变的本质。因此，临床遇到舌的苔质与病情不符，或舌苔突然发生变化时，应注意询问患者近期尤其是就诊前一段时间内的饮食、服药等情况。

2. 脉　诊

（1）部位：掌后桡动脉浅表部位——寸口诊法。

寸口脉分为寸、关、尺三部（见图 6-2），掌后高骨（桡骨茎突）的部位为关；关前（腕端）为寸，关后（肘端）为尺。寸、关、尺三部分候的脏腑是：左寸候心，左关候肝，左尺候肾；右寸候肺，右关候脾，右尺候肾（命门）。

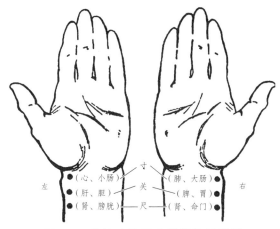

图 6-2　脉诊寸关尺分部部位示意图

（2）诊脉时间与环境：时间以平旦（清晨）最佳；古人诊脉以自己的呼吸定快慢，"一息四五至"，一息等于一呼一吸，正常人呼吸为 16～18 次/min，脉搏次数为 70～90 次/min，因此脉象为一次呼吸脉跳动 4～5 次，每次诊脉时间不应少于 1 min。环境以清净之处最佳。

（3）患者姿势：切脉时，病人取坐位或仰卧位，手臂平伸和心脏处于同一水平，直腕，掌心向上，腕下垫脉枕，以使气血通畅。

（4）医生姿势：医生和患者侧向坐，用左手切病人的右手，右手切病人的左手。首先用中指按高骨处定关部，再用食指按关前的寸部，无名指按在关后的尺部（见图6-3）。三指呈弓形，指头平齐，以指腹按触脉体。布指的疏密，可视病人身材的高矮而定。注意小儿寸口脉狭小，可用"一指定关法"，而不细分三部。

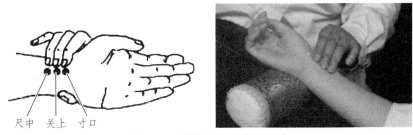

尺中　关上　寸口

图 6-3　切脉手势及患者手部

（5）运指。

举按寻：手指的浅深运指，切脉时常用三种指力体察脉象。

轻轻用力按在皮肤上为浮取——举；中等指力按至肌肉为中取——寻；重用力按至筋骨为沉取——按。

注意事项

（1）舌诊：望舌应在充足的自然光线下进行。要求病人自然地将舌伸出口外，充分暴露舌体，舌尖略向下，舌面展平，不能卷缩。要求医护人员迅速敏捷观察，先看舌质，然后再望舌苔。望舌时应注意"染苔"和其他假象。

（2）脉诊：每次切脉前，宜先让病人稍事休息，一般休息 5 min 左右，避免因为运动影响患者脉搏的情况。平常的脉象因年龄、性别、体重、气候等因素的影响，而有相应的生理性变化。如春季脉稍弦，夏季脉稍洪，秋季脉稍浮，冬季脉稍沉；小儿脉象较数，老年人脉多弱；瘦人脉多浮，胖人脉多沉；妇女脉象较男子濡软而略数；妇女妊娠多见滑脉。当喝酒、运动、劳动以及情绪波动时，也能引起脉象的变化，但其变化是暂时的，亦属正常脉象。

结果与意义

正常舌象特点：正常为"淡红舌，薄白苔"。舌色淡红鲜明，质滋润，大小适中，苔均匀，薄白而润，表明胃气旺盛，气血津液充盈。机体在疾病病理变化过程中，阴阳的盛衰，气血的调和，津液的存亡，均可直接反映在舌象变化中，舌象的变化，即可知脏腑盛衰（内脏器官病变）、病邪凶吉进退（疾病严重程度）。

正常脉象特点：平脉（正常脉象，见图 6-4）。有胃气——脉象从容和缓，不疾不徐；有神气——脉象柔和有力，节律整齐；有根气——沉取应指有力，尺部尤显。通过脉诊可以了解病的属性是寒还是热，机体正气是盛还是衰，以及测知病因、病位和判断预后。

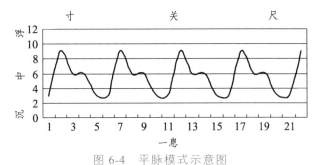

图 6-4　平脉模式示意图

思考题

1. 试述望舌质和舌苔的临床意义，两者能否只看其一？
2. 脉诊的部位和切诊方法？
3. 舌诊和脉诊在中医诊断中的关系。

实验 3 艾灸基本操作方法

实验目的

掌握艾灸的方法。熟悉艾灸的适应证及注意事项。了解艾灸的分类情况。

实验原理

艾灸是以艾绒为主要燃烧材料，借灸火的温热性刺激，通过经络腧穴的作用，达到防病治病目的的一种方法。

实验材料

治疗盘、艾炷、火柴、凡士林、棉签、镊子、弯盘、酌情备浴巾、屏风等。间接灸时，备姜片、蒜片或附子饼等。

实验步骤

1）备齐用物，携至床旁，做好解释，取得病人配合。

2）协助取合适体位，暴露施灸部位，注意保暖。

3）根据情况实施相应的灸法。传统艾灸主要有艾炷灸、艾条灸、温针灸三种，现在还有温灸器灸。

（1）艾炷灸。

① 直接灸（常用无瘢痕灸，见图 6-5）：先在施灸部位涂以少量凡士林，放置艾炷后点燃，艾炷燃剩至 2/5 左右，患者感到灼痛时，即用镊子取走余下的艾炷，放于弯盘中，更换新炷再灸，一般连续灸 5~7 炷。

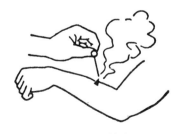

图 6-5 直接灸

② 间接灸（常用隔姜灸、隔蒜灸、隔盐灸和隔附子饼灸，见图 6-6）：施灸部位

涂凡士林，根据病情，放上鲜姜片或蒜片或附子饼 1 片（事先将鲜姜或独头蒜切成约 0.6 cm 厚的薄片，中心处用针穿刺数孔；附子饼是附子研末以黄酒调和而成，厚度为 0.6 ~ 0.9 cm，中心处用粗针穿刺数孔），上置艾炷，点燃施灸。当艾炷燃尽或患者感到灼痛时，则更换新炷再灸，一般灸 3 ~ 7 炷。达到灸处皮肤红晕、不起泡为度。

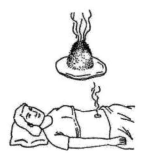

图 6-6　间接灸

（2）艾条灸。

将艾条的一端点燃，在距离腧穴约 1 寸（约等于 3.3 cm）左右的高度进行熏烤，灸至局部灼热红晕为度。分为悬灸、实按灸。

① 悬灸：将点燃的艾条悬起于穴位上（见图 6-7），利用艾条的温热刺激穴位来达到治疗疾病的目的，悬灸的操作方法可以包括温和灸、雀啄灸和回旋灸。温和灸，手持艾条点燃以后，距离穴位 2 ~ 3 cm 进行艾灸，被灸者感觉局部温热即可，一般灸 10 ~ 15 min 灸至穴位周围的皮肤微微发红即可。雀啄灸，艾灸的时候将艾条点燃的一端和穴位并不固定在同一个地方，像鸟雀啄食一样一上一下，当病人感觉难以忍受时迅速提起艾条，每个穴位艾灸 5 ~ 10 min，注意不要烫伤被灸者。回旋灸，在艾灸的时候将艾条点燃的一端，反复旋转、移动在穴位的上方进行艾灸，让被灸者感觉皮肤温热而不至于灼痛感，一般灸 10 ~ 15 min。

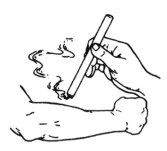

图 6-7　艾条悬灸

② 实按灸：将艾条燃着端，隔布或棉纸数层，紧按在穴位上施灸，使热气透入皮肉，待火灭热减后，再重新点火按灸，每穴可按灸几次至几十次（古代的太乙神针，雷火针灸法属于此范畴）。

（3）温针灸。

是针刺和艾灸相结合的一种方法（见图 6-8）。针刺得气后，将艾绒捏裹在针柄上，或用一小段艾条套在针柄上，点燃施灸，使热力通过针身传入体内。

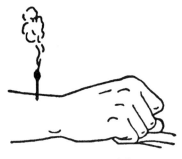

图 6-8　温针灸

（4）温灸器灸。

是指用温灸器在腧穴上或患处施灸的一种方法。临床常用温灸器有温灸筒和温灸盒。施灸时，先将艾绒放入温灸器内铁网上，然后点燃同时将温灸器放在施灸部位，待艾绒燃尽即可。艾绒的多少和施灸的时间视病情而定，一般为 15～30 min，适用于灸治腰腹部的一些常见病。

4）艾炷燃烧时，应认真观察，防止艾灰脱落，以免灼伤皮肤或烧坏衣物等。

5）施灸完毕，清洁局部皮肤，协助患者衣着。整理床单元，安置舒适体位，酌情通风。

6）清理用物，归还原处。

注意事项

（1）凡实证、热证、阴虚发热以及面部大血管附近，孕妇胸腹部和腰骶部，均不宜施灸。

（2）艾绒团必须捻紧，防止艾灰脱落烫伤皮肤或烧坏衣物。

（3）施灸后局部皮肤出现微红灼热，属于正常现象。如灸后出现小水泡，无须处理，可自行吸收。如水泡较大，可用无菌注射器抽去泡内液体，覆盖消毒纱布，保持干燥，防止感染。

（4）熄灭后的艾炷，应装入小口瓶内，以防复燃，发生火灾。

（5）施灸的先后顺序：一般是先灸阳部，后灸阴部；先灸上部，后灸下部。

结果与意义

灸法的适应范围很广，以阴证、虚证、寒证为宜，艾灸利用温热及药物的作用，通过经络传导，以温经通络、调和气血、消肿散结、祛湿散寒、回阳救逆，从而达到防病保健、治病强身的目的。适用于各种虚寒性病症，如胃脘痛、腹痛、泄泻、风寒痹证、阳痿、早泄、疮疡久溃不愈等症。灸法还可用于急救，如中风脱证、大汗亡阳、气虚暴脱等危急重症的救治，及外科的阴疽、瘰疬、瘿瘤等。

思考题

1. 不同灸法的适应证有什么区别吗？
2. 为何艾灸选择艾绒作为燃烧材料？
3. 哪些病症不适合使用艾灸治疗？

实验 4 拔罐基本操作方法

实验目的

掌握拔罐基本操作，并能熟练运用拔罐技术。熟悉拔罐适应证，了解拔罐的注意事项。

实验原理

拔火罐是以罐为工具，利用燃烧热力，排出罐内空气形成负压，使罐吸附在皮肤穴位上，造成局部瘀血现象的一种疗法。此法具有温通经络、祛风散寒、消肿止痛、吸毒排脓等作用。适用于风湿痹证，如肩背痛、腰腿痛；肺部疾病，如咳嗽、哮喘；胃肠疾病，如脘腹胀痛、胃痛、呕吐及腹泻等。

实验材料

治疗盘、火罐（玻璃罐、竹罐、陶罐）、止血钳、95%酒精、火柴、小口瓶、必要时备毛毯、屏风、垫枕。根据拔罐方法及局部情况备纸片、凡士林、棉签、0.5%碘伏、镊子、干棉球、三棱针或梅花针、纱布、胶布等。

实验步骤

1. 点 火

选用下列方法之一，将火罐吸附于所选部位上。

（1）闪火法：用长纸条或用镊子夹 95%酒精棉球一个，用火将纸条或酒精棉球点燃后，伸入罐内中段绕一周（切勿将罐口烧热，以免烫伤皮肤），迅速将火退出，立即将罐按扣在所选部位或穴位上。

（2）贴棉法：用大小适宜的95%酒精棉一块，贴在罐内壁中段（不要过湿），点燃后迅速按扣在应拔的部位。

（3）投火法：用易燃烧纸片或95%酒精棉球（拧干）一个，点燃后投入罐内，迅速将罐按扣在应拔的部位，此法适用于侧位横拔（见图6-9）。

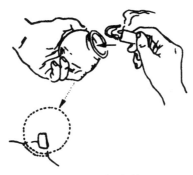

图 6-9　投火法

2. 拔　罐

根据病情需要，可分为下列几种拔罐方法。

（1）留罐法：又名坐罐法，将罐吸附在皮肤上不动，直至皮肤呈现瘀血现象为止，一般留置 10~15 min，此法适用于镇痛治疗。

（2）闪罐法：即将罐拔住后，立即起下，如此反复多次地拔住起下，起下拔住，至皮肤潮红充血或瘀血为度。多用于局部肌肤麻木、疼痛等症，尤其适用于不宜留罐的患者，如小儿、年轻女性的面部。

（3）走罐法：又称推罐法（见图6-10），即拔罐时先在所拔部位的皮肤及罐口上，涂一层凡士林等润滑油，再将罐拔住，然后，医者用右手握住罐子，向上、下或左、右需要拔的部位，往返推动，至所拔部位的皮肤红润、充血，甚或瘀血时，将罐取下。此法宜用于面积较大、肌肉丰厚部位，如脊背、腰臀、大腿等部位的酸痛、麻木、风湿痹痛等症。

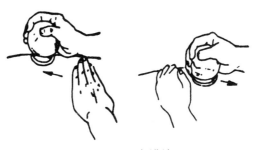

图 6-10　走罐法

（4）刺血拔罐法：在患部常规消毒后，先用梅花针叩打，或用三棱针浅刺出血后，再行拔罐，留置 5~10 min，起罐后消毒局部皮肤。多用于治疗丹毒、扭伤、乳痈等。

（5）留针拔罐法：简称针罐（见图 6-11），即在针刺留针时，将罐拔在以针为中心的部位上，约 5～10 min，待皮肤红润、充血或瘀血时，将罐起下，然后将针起出。此法能起到针罐配合的作用。

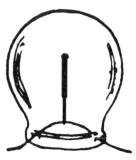

图 6-11　留针拔罐法

3. 起　罐

右手扶住罐体，左手以拇指或食指从罐口旁边按压一下，待空气进入罐内即可将罐取下。

注意事项

（1）高热抽搐及凝血机制障碍病人；皮肤过敏、溃疡、水肿及大血管处；孕妇的腹部、腰骶部均不宜拔罐。

（2）拔罐时应采取适当体位，选择肌肉较厚的部位。骨骼凹凸和毛发较多处不宜拔罐。

（3）拔罐过程中随时观察检查火罐吸附情况和皮肤颜色。

（4）防止烫伤和灼伤。拔罐时动作要稳、准、快，起罐时切勿强拉。如拔罐局部出现较大水泡，可用无菌注射器抽出泡内液体，外涂龙胆紫，保持干燥，必要时用无菌纱布覆盖固定。

（5）凡使用过的火罐，均应清洁消毒，擦干后备用。

结果与意义

拔罐法有消肿止痛、活血行气、温通经络、除湿祛寒的作用。

（1）急慢性疼痛，如风湿痹痛、腰腿痛、肩背痛、头痛、各种神经麻痹、痛经等。

（2）内脏疾病，如胃痛、腹痛、腹泻、呕吐等。

（3）肺部疾患及外感疾病，如咳嗽、感冒、咯血、哮喘等。

（4）外科疾病，如急性腰扭伤、或慢性腰肌劳损有瘀血者和部分皮肤病，如丹毒、神经性皮炎、红丝疔、毒蛇咬伤、疮疡初起未溃等。

思考题

1. 拔罐过程中，如果患者感到不适，应该怎么处理？
2. 不同的拔罐方法适用于何种病症？
3. 现在多用火罐法，古代拔罐还有水罐法，两者有何区别？

实验 5 推拿基本操作方法

实验目的

掌握推拿的基本手法。熟悉推拿适应证，了解推拿过程中的注意事项。

实验原理

推拿疗法又称按摩疗法。推拿法的基本原理是"力""能""信息"三方面的作用。即医者通过手法所产生的外力，在人体特定的部位或穴位上做功，进而起到纠正解剖位置的作用；这种功也可转换成各种能，并渗透到体内，改变其有关的系统内能，进而起到治疗作用；这种功也可转换为信息的载体，向人体某一系统或器官传入信号，起到调整脏腑功能的治疗作用。

实验材料

备暂空床（软床）、高低不等的凳子、靠背椅、各种规格的软垫或大小不等的枕头、大毛巾等，按实际情况准备推拿介质，如凡士林等。

实验步骤

（1）做好解释，取得患者配合。
（2）取适宜体位，协助松开衣着，暴露治疗部位，注意保暖。
（3）在治疗部位上铺治疗巾，腰、腹部进行按摩时，先嘱病人排尿。
（4）按确定的手法进行操作，操作时要做到持久、有力、均匀、柔和、深透。
（5）常用操作方法如下。
① 一指禅推法：用拇指指腹或指端着力于推拿部位，腕部放松，沉肩、垂肘、悬腕，以肘部为支点，前臂做主动摆动，带动腕部摆动和拇指关节做屈伸活动。手法频率 120 ~ 160 次/ min，压力、频率、摆动幅度要均匀，动作要灵活，操作时要求使

患者有透热感。常用于头面、胸腹及四肢等处。具有舒筋活络、调和营卫、健脾和胃、祛瘀消积的作用。

② 揉法：用手掌大鱼际、掌根或拇指指腹着力，腕关节或掌指做轻柔缓和的摆动。操作时压力要轻柔，动作要协调而有节律，一般频率为 120～160 次/min。适用于全身各部位。具有宽胸理气、消积导滞、活血化瘀、消肿止痛等作用。

③ 摩法：用手掌掌面或手指指腹附着于一定部位或穴位，以腕关节连同前臂做节律性的环旋运动。此法操作时肘关节自然弯曲，腕部放松，指掌自然伸直，动作要缓和而协调，频率 120 次/min 左右。此法刺激轻柔，常用于胸腹、胁肋部位。具有理气和中、消食导滞、调节肠胃蠕动等作用。

④ 擦法（平推法）：用手掌大鱼际、掌根或小鱼际附着在一定部位，进行直线来回摩擦。操作时手指自然伸开，整个指掌要贴在患者体表治疗部位，以肩关节为支点，上臂主动带动手掌做前后或上下往返移动。动作要均匀连续，推动幅度要大，呼吸自然，不可屏气，频率 100～120 次/min。此法用于胸腹、肩背、腰臀及四肢。具有温经通络、行气活血、消肿止痛、健脾和胃等作用。

⑤ 抹法：用单手或双手指指腹紧贴皮肤，做上下或左右往返移动。操作时用力要轻而不浮，重而不滞。本法适用于头面及颈项部。具有开窍镇静、醒脑明目等作用。

⑥ 按法：用拇指端、指腹、单掌或双掌（双掌重叠）按压体表，并稍留片刻。操作时着力部位要紧贴体表，不可移动，用力要由轻而重，不可用暴力猛然按压。指按法适用于全身各部穴位；掌按法适用于腰背及腹部。具有放松肌肉、活血止痛的作用。

⑦ 捏法：用拇指与食、中两指或拇指与其余四指将患处皮肤、肌肉、肌腱捏起，相对用力挤压。操作时要连续向前提捏推行，均匀而有节律。此法适用于头部、颈项部、肩背及四肢。具有舒筋活络、行气活血作用。

⑧ 拿法：捏而提起谓之拿，即用拇指与食、中两指或拇指与其余四指相对用力，在一定部位或穴位上进行节律性的提捏。操作时用力要由轻而重，不可突然用力，动作要和缓而有连贯性。临床常配合其他手法使用于颈项、肩部及四肢等部位。具有祛风散寒、舒筋通络等作用。

⑨ 弹法：用一手指指腹紧压住另一手指指甲，受压手指端用力弹出，连续弹击治疗部位。操作时弹击力要均匀，频率为 120～160 次/min。此法可用于全身各部，尤以头面、颈项部最为常用。具有舒筋活络、祛风散寒的作用。

（6）操作过程中随时观察病人对手法治疗的反应，若有不适，应及时调整手法或停止操作，以防发生意外。

（7）操作手法轻重快慢适宜，用力需均匀，禁用暴力。每次推拿时间一般为 15～30 min。

（8）操作完毕后，清理用物，归还原处。

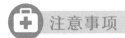 **注意事项**

（1）操作者在治疗前须修剪指甲，以免伤及病人皮肤。

（2）孕妇的腰骶部与腹部、妇女经期均禁止推拿。

（3）年老体衰、久病体虚，或极度疲劳、剧烈运动后、过饥过饱、醉酒均不宜或慎用推拿。

（4）严重心脏病、各种出血性疾病、结核病、肿瘤、脓毒血症、骨折早期（包括颈椎骨折损伤）、截瘫初期、烫伤、皮肤破损部位及溃疡性皮炎的局部禁推拿。

（5）按摩室内温度要适宜，按摩环境要安静整洁、空气流通，避免被按摩者受凉。

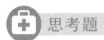 **结果与意义**

推拿疗法又称按摩疗法，具有扶正祛邪、散寒止痛、健脾和胃、导滞消积、疏通经络、滑利关节、强筋壮骨等作用；更具有保健强身，预防疾病的效果。禁忌证：各种急性传染病，各种恶性肿瘤的局部，各种溃疡性皮肤病，烧伤、烫伤，各种感染性化脓性疾病和结核性关节炎，严重心脏病、肝病，严重的（不能合作、不能安静）精神病。

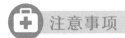 **思考题**

1. 推拿过程中，如何判断手法是否合适？

2. 推拿能否给体虚的病人进行？

3. 推拿手法为何需要 15～30 min？

实验6 **刮痧基本操作方法**

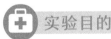 **实验目的**

掌握刮痧的基本手法。熟悉刮痧适应证，了解刮痧过程中的注意事项。

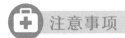 **实验原理**

刮痧法是指应用光滑的硬物器具，蘸上食油、凡士林、白酒或清水等介质，在人体表面特定部位，反复进行刮、挤、揪、捏、刺等物理刺激，造成皮肤表面瘀血点或瘀血斑，通过刺激体表皮肤及经络，改善人体气血流通状态，从而达到扶正祛邪、调节阴阳、活血化瘀、清热消肿、软坚散结等功效的一种治疗方法。

🔖 实验材料

治疗盘、刮具（牛角刮板、瓷匙等），治疗盘内盛少量清水或药液，必要时备浴巾、屏风等物。

🔖 实验步骤

（1）备齐用物，携至床旁，做好解释，核对医嘱。

（2）协助患者取合理体位，暴露刮痧部位，注意保暖。

（3）检查刮具边缘是否光滑、有无破损，以免划破皮肤。

（4）治疗过程中，用力均匀，蘸湿刮具在确定的刮痧部位按照方法刮痧，皮肤呈现出红、紫色瘀点为宜。

（5）询问患者有无不适，观察病情及局部皮肤颜色变化，调整手法力度。

（6）刮痧完毕，清洁局部皮肤后，协助患者整理衣着，安置舒适卧位。

（7）清理用物，做好记录并签字。

（8）常用刮痧法如下。

直接刮法：指在施术部位涂上刮痧介质后，然后用刮痧工具直接接触患者皮肤，在体表的特定部位反复进行刮拭，至皮下呈现痧痕为止。

间接刮法：即先在病人要刮拭的部位放一层薄布，再用刮拭工具在布上刮拭。

（9）刮痧工具：较常用的为刮痧板和润滑剂。刮痧板可用水牛角或木鱼石制作而成，要求板面洁净，棱角光滑。润滑剂多选用红花油、液状石蜡、麻油或刮痧专用的活血剂。

（10）手持刮痧板，蘸上润滑剂，然后在患者体表的一定部位按一定方向进行刮拭，至皮下出现痧痕为止。要求用力均匀，一般采用腕力，同时要根据病人的病情及反应调整力量。刮痧疗法的操作手法有平刮、竖刮、斜刮、角刮。

① 平刮：用刮板的平边，着力于施术部位，横向进行较大面积的平行刮拭。

② 竖刮：用刮板的平边，着力于施刮的部位上，竖直上下而进行的大面积刮拭。

③ 斜刮：用刮板的平边，着力于施术部位上，进行斜向刮拭。适用于人体某些部位不能进行平、竖刮者。

④ 角刮：用刮板的棱角和边角，着力于施术的部位上，进行较小面积或沟、窝、凹陷地方的刮拭，如鼻沟、耳屏、神阙、听宫、听会、肘窝、关节等处。

（11）刮痧的补泻手法。

刮痧疗法分为补法、泻法和平补平泻法。

刮痧疗法的补泻作用，取决于操作力量的轻重、速度的急缓、时间的长短、刮拭行程的长短、刮拭的方向等诸多因素。

① 刮拭按压力小，刮拭速度慢，刺激时间较长为补法。适用于年老、体弱、久病、重病或体形瘦弱之虚证患者。刮拭按压力大，刮拭速度快，刺激时间较短为泻法。适用于年轻体壮、新病、急病、形体壮实的患者。平补平泻法介于补法和泻法之间。

② 痧痕点数量少者为补法；痧痕点数量多者为泻法。

③ 顺经脉运行方向刮者为补法；逆经脉运行的方向刮者为泻法。

④ 刮痧后加温灸者为补法；刮痧后加拔罐者为泻法。

（12）不同部位的刮痧。

① 头部的刮法。

a. 循行路线。

头部两侧，从头部两侧太阳穴开始至风池穴，经过穴位为头维穴、颔厌穴等。

前头部，从百会穴经囟会穴、前顶穴、通天穴、上星穴至头临泣穴。

后头部，从百会穴经后顶穴、脑户穴，风府穴至哑门穴。

全头部，以百会穴为中心，呈放射状向全头发际处刮拭。经过全头穴位和运动区、语言区、感觉区等。

b. 适应证：有改善头部血液循环、疏通全身阳气之作用，可预防和治疗中风及中风后遗症、头痛、脱发、失眠、感冒等病证。

② 面部的刮法。

手法要轻柔，以不出痧为度，避免出痧影响美观。

a. 循行路线。

前额部，从前额正中线分开，经鱼腰穴、丝竹空穴朝两侧刮拭。

两颧部，由内侧经承泣穴、四白穴、下关穴、听宫穴刮至耳门穴等。

下颌部，以承浆穴为中心，经地仓穴、大迎穴、颊车穴等刮拭。

b. 适应证：颜面五官病证，如眼病、鼻病、耳病、面瘫、雀斑、痤疮等。

③ 颈部的刮法。

用力要轻柔，用补法，不可用力过重，可用刮板棱角刮拭，以出痧为度。从风池穴一直到肩髃穴，应一次到位，一般用平补平泻手法。

a. 循行路线。

督脉颈项部分，从哑门穴刮到大椎穴。

颈部两侧到肩，从风池穴开始经肩井穴、巨骨穴至肩髃穴。

b. 适应证：颈项病变，如颈椎病、感冒、头痛、近视、咽炎等病。

④ 背部的刮法。

一般先刮后背正中线的督脉，再刮两侧的膀胱经脉和夹脊穴。督脉刮拭时手法应轻柔，用补法，不可用力过大，以免伤及脊椎。背部两侧可视病人体质、病情选用补泻手法，用力要均匀。

a. 循行路线：刮督脉和足太阳膀胱经及夹脊穴，从大椎刮至长强。足太阳膀胱经位于后正中线旁开 1.5 寸和 3 寸处，夹脊穴位于后正中线旁开 0.5 寸。

b. 适应证：五脏六腑病证。如刮拭胆俞可治疗黄疸、胆囊炎、胆道蛔虫、急慢性肝炎等，刮拭大肠俞可治疗肠鸣、泄泻、便秘、脱肛、痢疾、肠痈等。

⑤ 胸部的刮法。

刮拭胸部正中线用力要轻柔，不可用力过大，宜用平补平泻法。用刮板棱角沿肋间隙刮拭，乳头处禁刮。

a. 循行路线。

刮拭胸部下中线，从天突穴经膻中穴向下至鸠尾穴。用刮板角部自上而下刮拭。刮拭胸部两侧，从正中线由内向外刮，先左后右，用刮板整个边缘由内向外沿肋骨走向刮拭。

b. 适应证：心肺疾患，如冠心病、慢性支气管炎、支气管哮喘、肺气肿等。

⑥ 四肢的刮法。

刮拭四肢时，遇关节部位不可强力重刮。

a. 循行路线。

刮拭上肢内侧部，由上向下刮，尺泽穴可重刮。

刮拭上肢外侧部，由上向下刮，在肘关节处可作停顿，或分段刮至外关穴。

刮拭下肢内侧部，从上向下刮，经承扶穴至委中穴，由委中穴至跗阳穴，委中穴可重刮。

刮拭下肢外侧部，从上向下刮，从环跳穴至膝阳关穴，由阳陵泉穴至悬钟穴。

b. 适应证：全身病证。如手少阴心经主治心脏疾病，足阳明胃经主治消化系统病证，四肢肘膝以下五腧穴可主治全身疾病。

⑦ 膝关节的刮法。

刮拭关节动作应轻柔。膝关节内积水者，局部不宜刮。可取远端穴位刮拭。膝关节后方及下端刮痧时易起痧疱，宜轻刮，遇曲张静脉可改变方向，由下向上刮。

a. 循行路线。

刮拭膝眼，刮拭前先用刮板的棱角点按膝眼。

刮拭膝关节前部，膝关节以上部分从伏兔穴刮至梁丘穴，膝关节以下部分从犊鼻穴刮至足三里穴。

刮拭膝关节内侧部，从血海穴刮至阴陵泉穴。

刮拭膝关节外侧部，从膝阳关穴刮至阳陵泉穴。

刮拭膝关节后部，委中穴可重刮。

b. 适应证：膝关节病变，如风湿性关节炎、膝关节韧带损伤、肌腱劳损等。对腰背部疾病、胃肠疾病有一定的治疗作用。

✚ 注意事项

（1）保持空气新鲜，以防复感风寒而加重病情。

（2）操作中用力要均匀，勿损伤皮肤。

（3）刮痧过程中要随时观察病情变化，发现异常，立即停刮，报告医师，配合处理。

（4）刮痧后嘱患者保持情绪安定，饮食宜清淡，忌食生冷油腻之品。

（5）使用过的刮具，应消毒后备用。

（6）刮痧部位出现红紫色痧点或瘀斑，数日后方可消失。

（7）刮痧部位的皮肤有疼痛、灼热的感觉。

（8）体型过于消瘦、有出血倾向、皮肤病变处等禁用此法。

结果与意义

　　刮痧是根据中医十二经脉及奇经八脉，遵循"急则治其标"的原则，运用手法强刺激经络，使局部皮肤发红充血，从而起到醒神救厥、解毒祛邪、清热解表、行气止痛、健脾和胃的效用。

　　刮痧施术于皮部对机体的作用大致可分为两大类，一是预防保健作用，二是治疗作用。治疗作用表现在可以活血祛瘀、调整阴阳、舒筋通络、调整信息、排除毒素、行气活血等。

思考题

　　1. 简述刮痧的适应证。
　　2. 刮痧过程中是否一定要出痧？
　　3. 刮痧的操作手法常用哪些？

实验 7 中药煎熬基本操作方法

实验目的

　　掌握煎熬方法、煎熬时间。熟悉煎熬的过程及特殊煎熬方法。

实验原理

　　药的疗效与剂型类别的选择及制剂工艺的操作是否得当有着密切关系。由于汤剂是临床应用最为常用的剂型，且大多由个人自制，因此，掌握正确的煎煮方法，也是保证临床用药疗效发挥的重要条件。

实验材料

　　方剂药材、砂锅（瓦罐、不锈钢锅、铝锅等）、供热仪器、自来水、滤布、装药汤器皿等。

实验步骤

　　取药材，置于适宜的容器中（如砂锅、瓦罐、不锈钢锅等），加入药材量的 6～10 倍量的水，或没过药材 2～5 cm 高度的水量，浸泡 0.5～1 h。浸泡足时开火煎煮，开始用大火煎煮至沸腾，沸腾后改用小火煎煮，煎煮时间由药物性能决定。第一遍煎煮完成分离出药汤，药渣中再加入第一次加水量的 1/3 ~ 1/2，再次煎煮，第二次煎煮完成分离出的药汤与第一次煎煮得到的药汤混合。

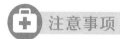 **注意事项**

1. 煎药器具

煎药器具与煎出的汤药质量密切相关。以砂锅、瓦罐、搪瓷为好，如果没有这些器具也可用不锈钢锅代替，忌用铁、铜器皿煎药。铜铁器性质活泼，易与中药成分发生反应，因此忌用；砂锅、瓦罐化学稳定性较好，具有传热缓和均匀、保温性好等特点，因此为上佳煎药器具；不锈钢锅能抗酸碱、性质稳定，大多时候选用；铝锅不耐强酸、强碱，pH 1 ~ 2 和 pH 10 以上不适用，酸碱性不强的复方汤剂也可选用铝制器皿。

2. 煎药用水

现在多用自来水、井水煎煮中药，古时曾用长流水、井水、泉水、米泔水等煎煮。煎煮用水最好是软化水或纯化水，减少杂质，防止水中钙、铁、镁离子等对中药成分产生影响；水的 pH 值对中药成分的溶出和稳定性也有一定影响。用水量不宜过大，避免服用体积过大，一般用水量为药材的 6 ~ 10 倍量，或根据药材性质、煎煮时间、次数等决定用水量。

3. 煎药前处理

一般药材煎煮前要浸泡 0.5 ~ 1 h，浸泡能使中药组织润湿浸透，利于有效成分的溶解。某些有效成分难以煎出或有毒的中药，应先于其他药材进行煎煮，如鳖甲壳、寒水石、乌头、附子等。某些名贵药材，为防止其他药渣吸附有效成分，要单独煎煮。某些具有芳香气味，含有挥发性成分，不宜久煎的药材，应该单独取出，待其他药物煎煮一段时间后再下药煎煮，如薄荷、藿香等。对于颗粒细小的花粉类，含淀粉、黏液质较多，附有绒毛的中药材应当包裹煎煮。一些难溶于水的贵重药物可磨成细粉冲服，不必煎煮；胶类及一些易溶中药可用开水溶化后兑服。

4. 煎药火候

传统直火加热煎煮中药，先以"武火"煎煮至沸腾，而后改用"文火"，保持微微沸腾，缓慢煎煮。"武火"是指温度上升及水液蒸发迅速的火候，也称急火；"文火"是指温度上升及水液蒸发较缓慢的火候。

5. 煎煮时间

煎煮时间应根据中药材的性质、质地、药材量等决定，一般解表药煎煮时间短，滋补药、有毒药材煎煮时间长。药材饮片松泡、用量少、成分易溶出的煎煮时间短；饮片致密、用量较大、成分难溶的药材煎煮时间长。煎煮时间过长会破坏药材的有效成分，增加药材中杂质的溶出。

6. 煎煮次数

一般药材仅煎煮一次，其有效成分并不能完全溶出，会降低药物的利用率。多次煎煮可以提高药材成分的浸出率，但不是煎煮次数越多越好，一般 2~3 次即可。煎煮次数过多，药物成分也不能溶出完全，杂质的溶出增多，服用体积增大，耗能耗工。

7. 特殊药物的煎煮方法

一般药物可以同时入煎，但部分药物因其性质、性能及临床用途不同，所需煎煮时间不同。有的还需做特殊处理，甚至同一药物因煎煮时间不同，其性能与临床应用也存在差异。所以，煎制汤剂还应讲究入药方法。

（1）先煎如金石、矿物、贝壳类药物，因其有效成分不易煎出，应打碎先煎 20~30 min，然后与其他药物同煎；又如川乌、附子等药，也宜先煎。制川乌、制附片也应先煎 30 min 再入他药同煎，因经久煎可以降低其毒性烈性，以确保用药的安全。

（2）后下一些容易挥散或破坏而不耐煎者，如薄荷、白豆蔻、大黄、番泻叶等药，入药宜后下，待他药煎煮将成时投入，煎沸几分钟即可。大黄、番泻叶等药甚至可以直接用开水泡服。

（3）包煎。有些药物煎煮时易飘浮在药液面上，或成糊状，不便于煎煮及服用。如蒲黄、海金沙等，因药材质地过轻；车前子、葶苈子等药材较细，又含淀粉、黏液质较多的药，煎煮时容易粘锅、糊化、焦化；辛夷、旋覆花等药材有毛，对咽喉有刺激性。这几类药入药时宜用纱布包裹入煎。

（4）另煎一些贵重药物，如人参等宜另煎，以免煎出的有效成分被其他药渣所吸附，影响疗效，以致造成浪费。

（5）烊化胶类药物，如阿胶、龟胶、鹿胶等，容易粘附于其他药渣及锅底，既浪费药材，又容易熬焦，宜另行烊化，再与其他药汁兑服。

（6）冲服一些粉末状、或液状药物，如芒硝、竹沥等药，宜用煎好的其他药液或用开水冲服。

结果与意义

（1）煎药方法不同，中药药效就不同。同样一张药方，因为药物的煎法、服法不同，治疗的适应证和效果就不一样，一个病即便辨证再准确，用药再恰当，如果煎、服方法不当，就不可能发挥应有的疗效。

（2）煎药方法直接关系治疗效果。对于治疗外感病的发汗解表药，多系花、叶、全草等，这类药物性轻扬发散，气味芳香，含挥发油较多，长时间煎煮容易使其有效成分挥发殆尽，所以煎药时间要短，宜用武火（大火）急煎。对于滋补调理药，烹煎时间则需延长，并用文火（小火）慢慢熬煎，头煎从汤沸后再熬 30 ~ 60 min，滤出药汤；二煎则在沸后再煮 20 ~ 30 min。文火慢熬，能使药物成分充分溶解于汤汁之中，可使药效达到最佳。

（3）不要过分追求久煎。煎中药是中药里的有效成分不断释放、溶解的过程，当中药与药液中的有效成分浓度平衡后，这一过程就停止了。连续不断地煎，不仅不会使药物内的有效成分继续析出溶解，反而会令药液中的有效成分因不断蒸发而减少，甚至使有效成分在长时间的高温中遭到破坏，导致药效降低。其次，过分浓缩的药汁又会加重苦味，给患者服药带来困难，服药后会产生恶心、呕吐等副作用。

思考题

1. 煎熬器皿为何以砂锅为主，现代还有哪些器具可以代替？
2. 煎药用水是否有什么特殊性？
3. 煎熬用火有什么要求？

第七章

预防医学实验

　　预防医学是研究环境因素对健康影响的规律，制定实施相应的公共卫生措施，达到防治疾病、促进健康的目的的学科。预防医学涉及医学统计学、流行病学、环境卫生科学、社会和行为科学以及卫生管理学的理论和方法，在了解疾病发生发展规律的基础上，学会如何分析健康和疾病问题在人群的分布情况，探讨物质社会环境和人的行为及生物遗传因素对人群健康和疾病作用的规律，找出对人群健康影响的主要致病因素，以制订防治对策，并通过临床预防服务和社区预防服务，达到促进个体和群体健康、预防疾病的目的。本章介绍常用的预防医学实验，如疾病分布分析、临床试验设计、环境污染案例讨论、儿童铅中毒案例讨论、职业病案例讨论、化学物急性中毒现场紧急救援、集中式给水水源选择及水源卫生防护、食物中毒案例讨论、疾病暴发调查、消毒效果的观察和评价、预防接种及其效果评价等的基本实验方法。

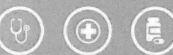

实验 1　疾病分布分析

实验目的

学习疾病分布的描述和分析方法。掌握流行病学常用疾病频率测量指标的概念、应用条件和具体计算方法。

实验内容

（一）描述疾病分布常用指标

某地有 10 万人口，2019 年全因死亡 2 000 例。该年肺癌患者总数为 500 人，其中男性 400 人，女性 100 人；肺癌死亡 100 例，其中 70 例为男性。

问题 1：根据上述资料，计算相应疾病频率测量的指标。

（二）疾病三间分布描述

1. 疾病的人群分布

人群可按许多特征进行分组，如性别、年龄、种族、职业、文化水平及人群的不同行为及环境。许多疾病在人群间发生的频率（发病率、患病率、死亡率），可能与这些特征有关，这种分布的原因是多方面的，应观察具有不同特征的人群的疾病发生情况，正确描述疾病的人群分布规律，进而探讨这些疾病发生、传播、发展的原因。

（1）年龄分布。

疾病的发生率与年龄的关系十分密切，不同种类的疾病在不同年龄组的分布不同。年龄除了与传染病的发病率有关外，也与疾病的临床严重程度有关。比较两个人群的发病率或死亡率时，应首先考虑年龄构成的差异所造成的假象，病例年龄组成受各地人口年龄组成不同的影响。

疾病的年龄分析有两种分析方法：一是横断面分析，二是出生队列分析。

问题 2：请用横断面分析和出生队列分析两种方法对表 7-1 的人群特征进行描述，并讨论两种方法的差别所在，并选择适当的图表示。

表 7-1　某城市不同年龄肺癌的死亡率（1/10 万）

	35-	45-	55-	65-	75-	85-
1930	5.4	7.8	13.0	15.2	12.8	9.6
1940	8.1	20.4	40.6	37.4	35.1	24.5
1950	10.3	35.1	85.3	108.6	81.5	64.2
1960	12.7	49.2	139.2	206.8	164.9	109.4

（2）性别、职业和民族的分布。

性别分布的不同，如果是传染病，主要是感染的机会不同所造成，有一些疾病可能和人体解剖、生理学特点的差异有关。非传染病也应从上述两个方面去分析。

职业与疾病的关系应考虑暴露机会的多少、劳动条件的好坏、劳动者的社会经济地位、卫生文化水平、体力劳动强度、精神紧张程度等因素。

民族之间的发病及病种差异可以考虑生理、风俗、遗传、卫生文化水平等。

表 7-2　一些国家肺癌死亡率（1/10 万）增长趋势

国家	男性			女性		
	2005—2009	2010—2012	增加（%）	2005—2009	2010—2012	增加（%）
英国	99.7	106.2	7	18.8	22.4	19
荷兰	67.8	78.3	15	4.7	5.5	17
芬兰	66.0	72.6	10	5.4	6.4	19
丹麦	54.8	63.9	17	11.6	15.2	31
美国	47.3	54.8	16	9.3	12.7	39
法国	37.9	41.9	11	6.4	6.2	-3
波兰	29.9	38.3	28	5.6	6.5	16
瑞士	28.2	35.0	24	7.7	9.4	22
挪威	23.1	28.2	22	5.1	6.3	24
日本	12.8	15.8	23	5.1	5.9	16

问题 3：试分析表 7-2 的分布特征，推论造成这种分布的原因。并思考选择哪种图形表示较好。

2. 疾病的时间分布

观察疾病按时间分布时，必须限定所观察的人群和地区。在一定时间内疾病发生的频率是不断变化的。疾病按时间分布的变化反映了致病原因的动态变化。观察它有利于验证可能的致病因子与该病的关系。

问题 4：分析讨论"反应停"销售总量与短肢畸形随时间变化特点（见表 7-3）及两者的关系，看可以得出什么样的结论？

表 7-3 "反应停"销售总量与短肢畸形病例数的时间分布

年代	1957	1958	1959	1960	1961	1962
"反应停"销售总量（%） （占总量比例）	—	2.4	4	20	1.5	0
短肢畸形数	1	5	13	63	150	2

3. 疾病的地区分布

流行病学中的"地区"指的是人们居住的地方，地区可按行政区域、地理学角度（气候、地形、地貌、动植物的分布）、人为的环境（厂区与非厂区等）进行划分。

4. 三间分布综合分析

疾病的分布可以从上述三个方面单独进行分析，但事实上，流行病学分析中更需要描述与分析疾病在空间、时间与人群的综合表现，这对更准确描述分布现象提出病因假设有重要的作用。

总之，研究疾病的分布，正确运用各项指标，进行合理的比较，可使我们了解流行病的基本特征，据此可以合理地安排防治工作的重点。正确描述疾病的分布往往能反映或提示某些因素与发病的关系，从而指导我们深入调查研究的方向与途径，因此它又是分析流行病学的基础。

注意事项

（1）应在规定的时间内完成实验报告。
（2）应按规定的实验报告格式撰写实验报告。
（3）实验报告应根据实验过程的情况如实撰写，认真分析，不得照抄实验指导。

实验 2　临床试验设计

实验目的

掌握临床试验设计的基本原则、方法、步骤和内容评价。了解实验流行病学和临床试验的概念及特点。通过对临床实验设计的学习掌握科研诚信与科研人员道德规范。

实验内容

1. 背景资料

头孢美唑为日本三共株式会社研发的第二代半合成头孢菌素，它具有抗菌谱广，对β-内酰胺酶稳定性好等特点。头孢美唑对葡萄球菌属、链球菌属、克雷伯菌属、大肠埃希菌、吲哚阳性的变形菌、普城菌、异型柠檬酸杆菌、流感嗜血杆菌、黏膜炎布兰汉菌、弗氏柠檬酸杆菌、淋病奈瑟菌和脑膜炎奈瑟菌等多种革兰阳性菌、革兰阴性菌及厌氧菌具有良好的杀菌作用。

2. 目 标

为评价广东某药业公司生产的国产头孢美唑钠治疗中、重度呼吸系统感染的临床效果和安全性，研究者在 2004 年 8 月至 2005 年 2 月以进口头孢美唑钠（日本三共株式会社出品，商品名：先锋美他醇）为对照，通过随机双盲试验设计，进行效果评价。

问题 1：本研究是什么类型的流行病学研究？

3. 研究设计

（1）病例选择。

① 纳入标准：年龄 18～64 岁的住院或门诊患者；性别不限；临床症状、体征及实验室检查确诊为中、重度细菌性呼吸系统感染者；本次感染未用过其他抗菌药物，或用过抗菌药物治疗无效者；用药前做头孢美唑皮试为阴性；依从性好，自愿签署知情同意书者。

② 排除标准：对β-内酰胺类抗生素有过敏史或为高敏体质者，或本次试验用头孢美唑皮试阳性者；出血倾向及出血性疾病患者；严重心、肝、肾功能不全或造血功能障碍；儿童、妊娠或哺乳期妇女；有精神、神经系统疾病患者以及晚期肿瘤患者；依从性差或生命垂危，不能完成疗程者；有严重的免疫功能缺陷者；非细菌性感染或由头孢美唑耐药的细菌所引起的感染者；需全身联合应用其他抗菌药物治疗者。

（2）药品与剂量：试验药为广东某药业公司生产注射用头孢美唑钠（1 g）；对照药为日本三共株式会社出品的注射用进口头孢美唑钠（1 g）。

（3）疗效判断标准：临床疗效评价按痊愈、显效、进步、无效 4 级评定，痊愈与显效合计为有效，并据此计算有效率。

（4）病例分组：本次临床试验共入选病例 144 例，试验组和对照组各 72 例，其中可进入一般资料分析的病例共 143 例，试验组 72 例，对照组 71 例（其中 1 例因用药 1 次后发现肝肾功能严重损害而剔除）。可进入临床疗效分析的病例数为 137 例，试验组和对照组分别为 70 例、67 例。

问题 2：本研究对象选择和样本量大小是否合适？组的设置是否合理？

4. 研究人群一般特征

试验组和对照组之间的一般特征和病情程度等方面的比较见表 7-4

表 7-4　试验组和对照组研究人群一般资料比较

项目	试验组（$n=72$）	对照组（$n=71$）	χ^2 值或 t 值	P 值
性别（例，男/女）	32/40	38/33	1.173 6	0.278 7
年龄（岁，$\overline{X} \pm S$）	42.24 ± 16.43	45.75 ± 15.71	− 1.31	0.193 8
病情程度（例，中/重）	62/10	63/8	0.210 8	0.646 2
体重（kg，$\overline{X} \pm S$）	55.54 ± 9.03	57.10 ± 10.50	− 0.85	0.343 2
伴随疾病（例，有/无）	16/56	15/56	0.021 1	0.884 5
病程（天，$\overline{X} \pm S$）	9.49 ± 9.73	12.85 ± 16.81	− 1.46	0.147 2
用药前体温升高（例，有/无）	41/31	45/26	0.683 7	0.408 3
用药前白细胞（例，升高/正常）	33/39	33/38	0.007 5	0.917 6
用药前细菌（例，阳性/阴性）	51/21	47/24	0.340 2	0.559 7
就诊形式（例，门诊/住院）	38/34	34/37	0.456 0	0.499 5
试验前 3 天抗感染药物使用（例，有/无）	16/56	11/60	1.360 2	0.243 5
合并用药（例，有/无）	34/38	34/37	0.006 0	0.938 0

问题 3：试验组和对照组可比性是否满意？为什么？

5. 结　果

问题 4：试计算两组的痊愈率和有效率。

试验组和对照组每天经静脉注射 2.0 g 的药物，疗程为 5 ~ 12 d。试验期间每日详细观察患者症状、体征变化，并详细记录。试验结果见表 7-5

表 7-5　不同病种临床疗效比较

感染性疾病	试验组（$n=72$）					对照组（$n=71$）				
	n	痊愈	显效	进步	无效	n	痊愈	显效	进步	无效
急性化脓性扁桃体炎	5	2	1	2	0	7	5	1	1	0
肺炎	20	5	11	3	1	18	4	9	4	1
急性支气管炎	21	4	12	4	1	21	9	9	3	0
慢性支气管急性发作	19	4	8	6	1	19	6	9	4	0
支气管扩张伴感染	5	0	5	0	0	2	0	1	1	0
合计	70	15	37	15	3	67	24	29	13	1
总痊愈率（%）										
总有效率（%）										

问题 5：本研究设计和分析有何不足？

注意事项

（1）应在规定的时间内完成实验报告。
（2）应按规定的实验报告格式撰写实验报告。
（3）实验报告应根据实验过程的情况如实撰写，认真分析，不得照抄实验指导。

实验 3　环境污染案例讨论

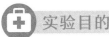

实验目的

掌握环境污染的概念、来源及其对人类健康造成的危害。熟悉环境污染案例的分析方法。了解环境污染所致公害事件的预防和防治措施。

实验内容

1953 年，位于日本九州南部的水俣镇出现了一个生怪病的人，开始只是口齿不清、步态不稳、面部痴呆，进而眼瞎耳聋、全身麻木，最后精神失常，一会儿酣睡，一会儿异常兴奋，身体弯弓高叫而死，但没人知道这是什么病。

1956 年 4 月，一名 5 岁女孩被送到水俣工厂附属医院就诊，其主要症状为：步态不稳、言语不清、肢端麻木、狂躁不安等。同年 5 月，又有 4 人出现了同样的症状。这引起了当地熊本大学医学院的注意，该院向水俣市卫生当局做了报告，称"发生了一种不能确诊的中枢神经系统疾病的流行"。因病因不明，当地人称之为"奇病"。又因症状和当地猫发生的"舞蹈病"相似，故也称之为"猫舞蹈病"

5 月 28 日，由市卫生局、工厂附属医院、市医院及当地医师会联合组建了"奇病对策委员会"。经初步调查，共发现了 50 多名患者，部分病例自 1953 年就已发病且多数住在渔村，病例中既有儿童，也有成人。过去对这些患者诊断不一，有的被诊断为乙型脑炎，有的被诊断为先天性运动失调、酒精中毒等。

问题 1：你认为可能是什么原因引起水俣湾的"奇病"？为什么？

问题 2：要找出该事件的原因，你认为应做哪些调查？

1956 年 8 月，熊本大学医学院成立水俣病研究组，对流行原因进行了调查。他们发现早在 1950 年，水俣湾水域就曾出现异常现象：海藻枯萎、贝类腐烂、鱼类漂浮海面。1952 年，某些海鸟在飞翔中会突然坠入海中，有时章鱼和乌贼漂浮在海面呈半死状态，甚至可以直接用手捕捞。1953 年，家畜中出现发狂致死的现象，特别引人注目的是被当地居民称为患有"舞蹈病"的猫，大量流涎，步态如醉酒，有时昏倒不起，有时又突然痉挛发作或疯狂兜圈，东蹿西跳。1958 年，因该病致死的猫很多，以致水俣湾附近地区的猫到了绝迹的程度。但是，水俣湾中的鱼类大部分仍能继续生存，渔民照样捕鱼，居民仍以鱼为主要食品。

流行病学调查后，专家们认为可能是该地区的水域受到了某种重金属污染，污染物在鱼贝体内生物富集，猫和人长期食用鱼贝后引起"奇病"的发生。研究组进行相关动物实验，用水俣湾的鱼贝喂养其他地区的猫，受试猫出现了"舞蹈病"的症状；把其他地区的鱼移来放到水俣湾中，一段时间后，用这些鱼喂养由其他地区送来的健康猫。近 2 个月后，受试猫也全部出现了"舞蹈病"症状。这证实了专家们对于水域受污染的猜想。专家们认为，水俣湾水域中的毒物可能来自化工厂排出的废水，于是对工厂废水进行检测，发现其中含有多种重金属，如硒、砷、锰、铜和铅等，并在环境和患者尸体中也检出了大量的锰、硒、钛等。但这些重金属以猫进行实验时，却不能引起与"奇病"相同的症状。

1958 年 9 月，熊本大学一名教授发现水俣病患者的临床表现与职业性甲基汞中毒症状非常相似。因此，研究组开始用甲基汞进行动物实验。结果投给甲基汞的猫出现了与吃水俣湾的鱼贝类后发病的猫完全相同的症状。研究组第一次进行了环境汞的调查。结果显示，水俣湾的汞污染非常严重。太平洋海水含汞量仅为 0.10 ~ 0.27 μg/mL，而化工厂废水排出口附近的水质中汞含量达 2.01 μg/mL，且随着与排污口距离的增加，含汞量逐渐减少。一般海鱼含汞量仅为 0.3 mg/kg，而水俣湾内的鱼贝类含汞量也很高，牡蛎含汞量为 5.61 mg/kg，贝类含汞量在 11.40 ~ 39.00 mg/kg 之间，蟹为 35.70 mg/kg。1960 年调查发现，患者的发汞值高达 96.80 ~ 705.00 mg/kg，停止吃鱼后发汞值逐渐下降。同年 9 月，内田教授等从贝类体中提取出了甲基汞。

问题 3：研究组是通过什么样的方法来证明水俣湾水域受到了严重污染？

问题 4：请从本例说明食物链在有毒物质中的生物放大作用。

问题 5：研究组的环境汞调查说明了什么？水俣病的病因是什么？理由是什么？

问题 6：本次中毒事件可否定为环境污染事件？什么是环境污染？

一方面，尽管进行了大量的调查，但由于未采取实际的防治措施，病例仍在不断出现。另一方面，氮肥公司却反驳说，在生产工艺流程中只使用了无机汞，根本不使用甲基汞，所以拒绝承认该工厂是污染来源。1962 年年末，熊本大学的一位博士在该厂乙醛生产过程中形成的渣浆中测出了氯化甲基汞，证实了用作催化剂的无机汞是在乙醛生产过程中转化为甲基汞，然后排入水俣湾的。然而，直到 1968 年 5 月，氮肥公司才彻底停止乙醛的制造，从根本上杜绝汞的排放。

1962 年年底，官方承认的水俣病患者为 121 人，其中死亡 46 人。通过进一步调查发现，患者家属中有 84% 的人具有和水俣病相关的某些症状，55% 的人在日常生活中存在着某些神经系统和精神方面的障碍。污染最严重的水俣湾地区的调查结果表明：居民中 29% 出现听力障碍；28% 出现感觉障碍；24% 出现协调障碍；13% 出现视野缩小；12% 出现言语障碍以及其他神经症状。调查中还发现了一些出现率较高但过去不认为是与本病有关的神经症状，如癫痫性发作、肌萎缩、四肢痛等，这些被认为是甲基汞中毒的慢性类型。

截至 1999 年年末，水俣湾已确认的病人人数达 2 263 人，政府对四肢末梢神经功能有障碍的 10 012 人进行了鉴定，并给予了一定的经济补偿。

问题 7：为什么氮肥公司拒绝承认是污染源？未及时对它采取措施会造成哪些影响？

问题 8：为什么说水俣病是公害病之一？今后应如何防止此类公害事件的发生？

注意事项

（1）应在规定的时间内完成实验报告。

（2）应按规定的实验报告格式撰写实验报告。

（3）实验报告应根据实验过程的情况如实撰写，认真分析，不得照抄实验指导。

实验 4　儿童铅中毒案例讨论

实验目的

通过本案例的学习和讨论，掌握引起儿童铅中毒的主要原因、儿童铅中毒的主要危害、儿童铅中毒的临床诊断、不同血铅水平儿童的处理措施。熟悉儿童铅代谢的特点及预防策略。

实验内容

1. 案　例

某日，小明的妈妈带着 7 岁的小明来就诊，妈妈说老师多次反映小明容易发脾气、注意力难以集中、学习成绩不好。妈妈说他从小就好动，容易分神。她同时说最近小明经常感到肚子痛和便秘。她曾经买药给他吃，但没有效果。小明和姐姐、妈妈住在郊区外公外婆家，他爸爸是公司司机。妈妈和外公一家都在一家蓄电池厂工作。小明和姐姐放学后经常到厂里玩。小明的姐姐有注意力缺陷。外公患有痛风，而且经常腹痛。检查发现小明的视力正常，但听觉灵敏度稍差。而且语言能力比一般小朋友稍差。血细胞比容减至 30%。经询问发现，小明饮食充足，无异食癖，免疫接种正常。检查显示血红蛋白过少和小红细胞症。无失血，大便隐血试验阴性。诊断为"轻度缺铁性贫血"，补铁治疗 3 个月。

问题 1：请问小明的主要问题是什么？

问题 2：请问医生的诊断是否正确？为什么？贫血的原因有哪些？

问题 3：应通过什么检查进行诊断和鉴别诊断？

2. 铅接触来源和铅中毒的高危人群

铅及化合物是主要的环境和工业毒物之一。铅接触的来源众多,包括汽车尾气(含铅汽油)、玩具、含铅颜料、含铅油漆、罐头食品、受铅污染的土壤和饮水、中药。职业性接触发生在蓄电池厂、铅锌冶炼厂、铅字印刷厂、铅颜料厂等。铅中毒的高危人群主要包括儿童、孕妇及胎儿、铅作业工人,其中儿童最受关注。儿童成为铅中毒高危人群是由于以下原因:

(1)儿童铅接触来源广泛:含铅汽油(汽车尾气)、含铅涂料和含铅颜料曾经是发达国家儿童铅中毒的3个首要原因。之后一些国家先后采取使用无铅汽油和无铅涂料的措施,降低了儿童铅接触水平和铅中毒的发生率。我国一些城市如上海在20世纪末开始采用无铅汽油。在我国,造成儿童铅接触的主要来源包括:含铅汽油(汽车尾气)、含铅文具盒及玩具、含铅涂料,工业造成的大气、土壤和水体铅污染,以及铅作业工人通过工作服等将铅带入家庭、含铅食品等。而且,由于儿童手口活动频繁,增加了铅的摄入。

(2)儿童铅吸收率比成人高:成人消化道的吸收率为6%~20%,儿童和孕妇消化道吸收率为50%。另外,儿童容易发生钙和铁缺乏,从而增加机体铅吸收。

(3)儿童大脑和神经系统正处于发育阶段:0~3岁儿童的血-脑脊液屏障的不完整性会使更多的铅向中枢神经系统转移,铅同时可以通过胎盘屏障进入正在发育的胎儿,造成发育损害。

问题4:小明的主要铅接触来源是什么?

问题5:还要对家庭中哪些成员进行铅中毒风险评价?

3. 铅在体内的代谢

铅主要通过呼吸道和消化道进入人体内。呼吸道的吸收率为30%~50%,成人消化道的吸收率为6%~20%,儿童和孕妇消化道吸收率为50%。皮肤铅吸收率为0~1%。铅通过肠道和呼吸道吸收入人体后,随血液分布到全身器官和组织。机体内的铅可分为两部分:交换池和储存池。交换池中的铅主要存在于血液和软组织(脑、肝、肾等),约占体内总铅量的5%~10%。这部分铅大多数在25~35 d左右转移到硬组织(骨骼、牙齿等)中,汇入储存池。储存池中的铅约占机体内总铅量的90%~95%,与交换池中的铅维持动态平衡。在某些情况下,储存池中的铅会回到交换池。如:血钙降低、感染、饥饿、酗酒和服用酸性药物等使血液pH值改变时,骨骼中的铅可动员到血液中,使血铅水平升高。

铅通过3条途径排出体外:近2/3经肾脏随小便排出,近1/3通过胆汁分泌进入肠腔,然后随大便排出;8%左右(存在于头发和指甲中)的铅通过头发及指甲脱落排出体外。在自然状态下,机体排泄铅的速度很慢。

问题6:为什么离开铅接触来源后短期内血铅水平还不会下降?一些病人在离开铅接触来源和驱铅治疗后血铅水平不下降反而升高?

4. 铅的毒作用

首先，应该强调的是铅可以对全身各个系统产生危害。不同血铅水平（单位：$\mu mol/L$）下的毒作用表现不同。

（1）神经系统：铅毒作用最敏感的靶部位是神经系统。而且，铅所造成的神经系统损害是不可逆的。由于儿童和胎儿正处于神经系统发育时期，中枢神经系统的损害更敏感。在以前认为很安全的血铅水平（$0.48\ \mu mol/L$）下也能发现儿童神经系统损害的表现。所以，目前的观点是，对于铅引起的儿童神经毒性不存在阈值。

短期内接触高浓度的铅或血铅水平长期超过 $3.84\ \mu mol/L$ 会出现头痛、呕吐、惊厥、昏迷等铅性脑病的表现，甚至死亡。长期铅接触可导致儿童出现智商低、语言和学习能力比正常儿童差、易激怒、多动、注意力难以集中、反应迟钝、嗜睡、攻击性行为、运动失调等表现。但这些表现往往是亚临床表现，在临床检查时难以发现。严重的可以出现听觉和视觉障碍，甚至颅神经瘫痪。

铅引起的成人神经系统主要表现为神经行为改变、注意力不集中、疲乏和神经传导速度下降。

（2）血液系统：血液系统是铅毒作用的重要靶系统，是铅中毒临床和研究中认识最早、研究最多的系统之一。铅可以抑制血红素合成过程中重要的酶，即σ-氨基-γ-酮戊酸合成酶（ALAD）和铁络合酶，造成血红素合成障碍和血红蛋白合成减少，引起低色素性贫血，铅对 ALAD 的影响是铅影响血红素合成的关键因素。ALAD 活性随血铅水平升高而降低。所以 ALAD 活性是反映铅中毒或铅接触的重要实验室指标。铅对血红素合成过程的干扰可以导致红细胞游离原卟啉（EP）水平升高。所以，20 世纪80 年代开始，EP 作为筛检儿童铅中毒的方法被采纳。

需要注意的是，虽然血红素合成障碍是铅毒性的早期反应，但贫血并不是铅中毒的早期临床表现，而且只有在长期高血铅水平下才比较明显，所以儿童铅中毒很少造成贫血。

（3）内分泌干扰：机体铅负荷的增高可对某些激素的代谢产生影响，这些作用可能是铅引起儿童体格生长发育落后和高血压的基础。血铅水平升高可以降低血清维生素 D_3 的活性形式 1, 25-二羟维生素 D_3 水平下降，导致活性维生素 D_3 的代谢障碍，继发引起广泛的功能障碍如细胞成熟和骨骼生长障碍，同时反过来影响铅的代谢。铅可引起肾素分泌增加、生长激素和甲状腺素抑制。

（4）心血管系统的影响：铅与高血压的关系是该领域重点关注的问题。目前的研究证明，不但高水平铅接触与高血压有关，低水平的铅接触也能导致血压的升高。

（5）肾脏毒性：铅的肾脏毒性是一个隐匿而渐进的病理过程。这一过程发展到一定阶段就不可逆。铅主要损害肾近曲小管，导致肾小管的转运功能障碍，出现糖尿、氨基酸尿、高磷酸盐尿。50%的慢性铅中毒肾病患者同时有痛风。研究认为铅引起的血压升高与肾脏损害有关。

（6）生殖和发育毒性：成年女性长期接触铅可引起生殖结局改变，流产、早产、死产、低出生体重、出生缺陷发生率比非接触人群高。铅的男性生殖毒性表现在活动力减弱、精子数目减少、形态改变。

（7）其他：铅对消化系统的作用表现为恶心、食欲不振、腹隐痛、腹胀，严重的可以出现腹绞痛。铅可一定程度地损害免疫功能。

问题 7：铅的主要毒性有哪些？成人和儿童铅毒性有什么区别？

5. 临床评价

由于儿童铅毒作用的表现往往都是亚临床的，在就诊时不易被发现，所以，要识别一个儿童是否存在铅中毒的风险，可以从以下几方面进行评价。

（1）询问铅接触史：这是至关重要的一步，可以询问所有家属成员的工作、用药史、居住情况、学校情况、饮水和营养，从而帮助判断是否存在铅接触以及接触的水平。

（2）症状和体征：儿童铅中毒一个重要的表现是神经行为亚临床表现从而影响儿童的学习和社会交往。而听觉、视觉和发育损害在儿童中少见。

（3）实验室检查：血铅是最有效的检查指标，世界卫生组织和美国疾病控制与预防中心认为儿童血铅水平在 0.48 μmol/L 之下不会观察到明显毒作用。但这种观点已受到挑战，一些研究证实即使血铅水平在 0.24 μmol/L 之下也可以观察到神经毒效应。另一个常用的实验室指标是游离原卟啉（EP）。其他指标包括尿铅、尿σ氨基—γ酮戊酸（ALA）等。

问题 8：假设你是儿童铅中毒防治中心的医生，一名儿童来就诊，应该对哪些方面进行询问？进行哪些检查？

6. 儿童铅中毒的预防和处理

儿童铅中毒的预防重点在一级预防和二级预防，一级预防的基本思想是消除或尽可能减少铅接触，这需要政府制定相关政策和措施，所以短期内无法消除，但可尽可能降低接触水平。目前发达国家以及我国一些城市使用无铅汽油是一项非常重要的措施，同时，降低涂料、油漆、文具盒、玩具、食品中铅含量也是非常重要的措施。对于无法脱离铅污染的儿童，二级预防措施非常重要。二级预防主要通过对父母的健康教育（如不穿工作服回家、减少手—口活动频率）减少儿童铅接触的机会、降低铅接触水平，进行营养干预（多食含铁、钙、蛋白质、维生素丰富的食物和新鲜水果蔬菜）减少铅吸收。通过血铅筛查，早期发现血铅水平高的儿童，对其进行及时的干预，以降低铅对儿童机体的毒作用。

表 7-6 列出了不同血铅水平应采取的相应措施。应该强调的是，认为血铅水平一旦超过 0.48 μmol/L 就应立即进行驱铅治疗是不科学的。对于血铅水平<1.2 μmol/L 的无症状儿童，不主张进行驱铅治疗，但应与铅接触来源隔离；血铅水平≥2.16 μmol/L 的儿童应立即进行驱铅治疗。驱铅治疗是通过驱铅药物结合血液和组织中的铅，使铅与药物的结合物经小便和（或）大便排出，达到降低体内铅负荷，阻止铅继续对机体产生毒性作用的目的。常用的驱铅药物有依地酸二钠钙（CaNa2—EDTA）、二巯丙醇

（BAL）、二巯丁二钠（Na—DMSA）、二巯基丁二酸（DMSA）等，所有的驱铅药物都有一定的副作用，应在医生指导下谨慎使用。

表 7-6　不同儿童血铅水平及其相应措施

等级	血铅（μg/dL）	措施
I	≤9	不应认为铅中毒
IIA	10～14	应经常进行筛检，并在社区开展预防铅中毒活动
IIB	15～19	接受营养和健康教育干预，并加强筛检，如果血铅水平长期在该水平，应考虑进行环境调查和干预
III	20～44	应接受临床检查并进行药物治疗
IV	45～69	医学和环境干预，驱铅治疗
V	≥70	非常严重，必须立刻开展环境和医学处理

注：1 μg/dL = 0.048 μmol/L

问题 9：如果某儿童的血铅水平为 1.2 μmol/L，你将如何处理？

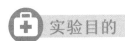 **注意事项**

（1）应在规定的时间内完成实验报告。
（2）应按规定的实验报告格式撰写实验报告。
（3）实验报告应根据实验过程的情况如实撰写，认真分析，不得照抄实验指导。

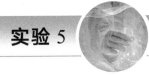 **实验 5　　职业病案例讨论**

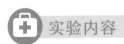 **实验目的**

掌握职业病的诊断及处理原则。掌握职业中毒案例的分析方法。熟悉工作场所职业病危害调查与评价的方法。

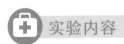 **实验内容**

北京市某区一名皮鞋厂女工俞某，21 岁，因月经过多，于 2012 年 4 月 20 日至卫生院门诊治疗，诊治无效。4 月 22 日到区中心医院就诊，遵医嘱 4 月 24 日又去该院血液科门诊就医，因出血不止，收入院治疗。骨髓检查诊断为再生障碍性贫血。5 月 10 日因大出血死亡。住院期间，曾有一位医生怀疑该病人的疾病与职业有关，但未进一步确诊。

问题1：引起再生障碍性贫血的最常见毒物是什么？哪些工种的工人接触该毒物？

问题2：为什么怀疑该病人疾病与职业有关？应采取哪些步骤证实这种关系？该医生为什么不采取这些步骤进行病因学诊断？

5月12日举行追悼会，与会的同车间职工联想到自己也有类似症状。其中两名女工于5月13日到区中心医院就诊，分别被诊断为上消化道出血和白血病（以后也均诊断为再生障碍性贫血）。未考虑职业危害因素。

问题3：如果你在一个月连收三名来自同一厂的再生障碍性贫血病例，你有何想法？如何证实你的想法？

问题4：该院医生为什么未考虑职业危害因素？推测其后果如何？

上述两位病人住院后，医生告诉家属该病难治好。至此，车间工人惶惶不安。乡党委和工厂领导重视此事，组织全体工人去乡卫生院检查身体，发现周围血白细胞数减少者较多。乡卫生院立即向区卫生防疫站报告。

问题5：试述职业卫生工作中三级预防的范畴。乡党委和厂领导组织工人体检属哪一级预防？

问题6：乡卫生院向区卫生防疫站报告的意义是什么？

此后，区卫生防疫站向北京市卫生防疫站报告。由市卫生防疫站、北京市劳动卫生职业病研究所等开展调查研究。结果发现，该厂制帮车间生产过程为：鞋帮胚料—用胶水粘合—缝制—制成鞋帮。

制帮车间面积56 m^2，高3 m，冬季门窗紧闭。制帮用红胶含纯苯91.2%，每日消耗苯9 kg以上，均蒸发在此车间内。用甲苯模拟生产过程，测车间中甲苯空气浓度为卫生标准（100 mg/m^3）的36倍。而苯比甲苯更易挥发，其卫生标准是甲苯的2/5，为40 mg/m^3，故可推测生产时，苯的浓度可能更高。

经体检确诊为苯中毒者共18例，其中包括生前未诊断苯中毒的死亡者1例。制帮车间14例，其中重度慢性苯中毒者7例。病例分析如表7-7所示：

表7-7 某皮鞋厂慢性苯中毒患病率分布

	全厂			制帮车间			配底及其他部门		
	男	女	患病率（%）	男	女	患病率（%）	男	女	患病率（%）
总人数	37	37	74	6	15	21	31	22	53
慢性苯中毒人数	8	10	18	5	9	14	3	1	4
重度中毒人数	2	5	7	2	5	7	0	0	0

问题7：简述慢性苯中毒的主要临床表现。

问题8：完成表7-7的统计分析。

问题9：如何衡量该事件的严重程度？

问题10：欲了解发生此事件中医疗卫生方面的问题，还需做哪些调查？

对该厂的职业卫生与职业医学服务情况调查结果如下：

该厂于 2009 年 4 月投产，投产前未向卫生防疫站申报，所以未获得必要的卫生监督。接触苯作业工人均未获就业前体格检查。

该厂无职业卫生宣传教育，全厂干部和工人几乎都不知道粘合用的胶水有毒。全部中毒者均有苯中毒的神经系统或血液系统症状，但仅 7 人在中毒死亡事故发生之前就诊，其余 11 人（占 61.1%）直至事故发生后由该厂组织体检时才就医，致使发生症状至就诊的间隔时间平均长达半年[0.68（±0.70）年]。

对该厂接触苯作业工人无定期体检制度。上述 7 名在事故发生前即因苯中毒症状就诊者，平均就诊 2.14（±0.69）次，分别被诊断为贫血、再生障碍性贫血、白血病，或无诊断而只给对症处理药物。

事故发生后由职业病防治机构对全厂职工普遍进行体格检查，治疗中毒患者，并进行随访。

问题 11：指出造成此重大事故的主要原因。

问题 12：如何防止此类严重事故再发生？

注意事项

（1）应在规定的时间内完成实验报告。

（2）应按规定的实验报告格式撰写实验报告。

（3）实验报告应根据实验过程的情况如实撰写，认真分析，不得照抄实验指导。

实验 6　化学物急性中毒现场紧急救援

实验目的

掌握急性化学中毒事故及处理。熟悉和了解化学事故医疗急救处理。通过学习化学物急性中毒现场紧急救援的处理，树立安全生产的理念，牢记安全生产条例。

实验内容

1. 急性化学事故应急救援程序

（1）现场应急救援。

① 急性化学事故现场处理：在急性化学事故应急救援指挥系统领导下，组织全体防护站救护人员迅速将急性化学事故现场的伤病人员救离至事故现场上风向的安

全地带，并尽快疏散处于事故现场下风向的居民和其他单位人员；尽快切断毒源，如切断电源、关闭阀门或抢修泄漏设备及管线，防止毒源扩大蔓延；迅速组织消防人员扑灭火灾；开动设备安全放空阀，打开天侧窗及车间通排风系统，稀释或冲散有毒气体；以中和剂或大量清水消洗固态或液态毒物，最大限度地减少环境污染范围等。

② 现场急救：厂（矿）卫生所（医务室）的医护人员对救离急性化学事故现场的伤病人员，都要进行一定的处置和紧急抢救治疗，如呼吸停止或心搏骤停的病人，立即采取人工呼吸或机械呼吸或心脏按压等心、脑、肺复苏术；皮肤或眼化学灼伤时，应立即用大量清水或中和溶液冲洗；有爆炸撕裂或复合伤（骨折），给予缝合止血或骨折部位固定；按不同化学物质所致急性中毒病人，给予特效解毒剂治疗等。急性化学事故现场病人经现场急救治疗后，除不宜搬动者外，应在医护人员监护下（吸氧、输液等）迅速送往就近医疗卫生机构，继续住院急救治疗，并将完整的现场急救治疗记录转交医院。

现场抢救治疗措施是否得当，是住院继续急性治疗成败的关键。如不管病情轻重，只顾转送而忽视了现场急救措施，轻则可使病人遭受痛苦，重则造成不可挽回的损失。曾有某单位值班医生，见氨水溅于面部及双眼病人伤势较重，于现场未经任何急救措施，直接送到医院，由于失去抢救时机，从而导致病人双目失明，其教训是沉痛的。因此，每个化工企业（厂、矿）都应正确预测本部门将会发生何种类型事故的危险度，编排一套切实可行的急性化学事故应急救援程序，按章考核，各类人员在发生急性化学事故现场应急救援中的职责、任务及各项应急救援操作规程，以备无患。

（2）医院急救。

在急救医疗系统指挥下，医院首先应妥善安置由急性化学事故现场转送来的全部病人，再按国家有关职业病诊断分级标准进行诊断分级及急救治疗。危重病人应由本科医师或特别护理人员监护和治疗。

2. 急性化学事故应急救援的组织系统

（1）通信联络系统。

化工企业一旦发生急性化学事故，必须迅速将事故现场有关情况报告有关部门和领导，以便采取各种应急救援措施，避免事态扩大或造成更大的损失。所以，建立一套现代化通信联络系统，迅速准确地传送发生急性化学事故的信息，采取有效的应急救援措施，是最大限度地减少人民生命财产损失的有力保证。如安装自动报警器，拉响汽笛或按动电铃等，报知有关领导和部门，迅速组成现场应急救援指挥系统，对事故现场采取紧急停电切断毒源等；气体防护站救护人员与卫生所医护人员接到急性化学事故报警通知后，立即（1~2 min乘专用救护车，备有各种急救药物和救护设备）迅速赶赴现场，救护员（佩戴好自身防护用品）将事故现场病人救离，医护人员进行急救措施后，随救护车将病人送往医院。医院接到急性化学事故通知后，应做好一切抢救治疗准备。

（2）运输系统。

为紧急输送急性化学事故中的伤病人员，化工企业厂（矿）和医院应设有足够数量的专用救护车。为防止专用救护车派作他用，化工企业生产调度室不定期以调度电话调车，限令时间指定到达某地执行紧急任务，化工企业各单位救护车都能按照要求准时到达指定地点，如无故不到者就要受到一定处罚，从而强化化工企业在发生急性化学事故中紧急运输系统的专业化作用。

（3）急救组织系统。

化工企业急性化学事故应急救援的急救指挥系统包括现场急救指挥系统和急救医疗指挥系统。现场急救指挥系统主要由厂长、安全科科长、环保科科长等有关领导组成，负责急性化学事故现场各项有关抢险救灾事故处理；急救医疗指挥系统由医院主管业务院长，医务科、门诊部、护理部等有关科室主任等组成，负责全面急救治疗领导工作，如制定总体急救治疗方案、药品、床位、器材以及安置家属和维持急救工作正常秩序等。急救医疗系统要求相关人员有急救业务过硬的技术素质，平时要加强各项专业技术规程学习，不断更新医学知识，为便于急救治疗，还要制定常见急性职业中毒、化学灼伤等抢救治疗常规等。

问题1：简述常见急性化学中毒的原因。

问题2：简述常见急性化学中毒主要的毒物及其类型。

问题3：你作为应急救援系统的成员，一旦事故发生，出发前应做哪些准备？

问题4：简述化学事故现场急救的实施步骤。

问题5：医务工作者接到事故报告后，应如何实施？

注意事项

（1）应在规定的时间内完成实验报告。

（2）应按规定的实验报告格式撰写实验报告。

（3）实验报告应根据实验过程的情况如实撰写，认真分析，不得照抄实验指导。

实验 7　集中式给水水源选择及水源卫生防护

实验目的

熟悉和运用所学的理论，提高分析、判断和解决实际问题的能力。

实验内容

1. 对给定资料试从以下几方面进行评价及做出结论

（1）城市的预计用水量。

（2）河水及地下水的评述。

① 水量：是否能满足城市发展的需要。

② 水质：是否能满足水源水质的要求，不经净化的水源能否满足饮用水水质卫生标准的要求，净化后能否满足饮用水水质卫生标准。

（3）卫生防护情况。

地面水：根据上游沿岸的卫生情况，确定防护带的范围，并提出卫生要求。

地下水：根据地层之结构、给养地带等水文地质情况，确定地下水水源的卫生防护带。

（4）对各种方案的经济技术条件做比较评价。

2. 选定的水源及其理由

资料：

拟于沙河右岸建一化工城市，该地可用地面水和地下水做集中式给水水源，已对两种水源的卫生状况进行了调查，并对水质进行了分析，请求卫生部门做出给水水源选择的结论。

拟建城市预计 5 万人口，室内 38% 的人口有上、下水道，其余人口居住区只有上水道，暂不设下水道。该城市工业用水量预计 5 000 t/d。

沙河两岸分水岭以内全是耕地，有少数村庄耕地全施粪肥。要建城市上游 15 km 处有一大城市，取河水为集中式给水水源，并将全市污水排入河中，其污水的化学成分主要含酚、砷等。

沙河流量洪水期（7—8 月）为 25 m³/s，枯水期为 6 m³/s（95% 保证率的流量），年平均 15 m³/s，平均流速为 0.2 m/s（一昼夜 17 km），河床为砂质，两岸为黑土。该地区冬季气候寒冷，河水冻冰 1 m 以上。降水集中在 7—8 月。

在拟建城市地区的取水点取河水化验结果如表 7-8。在该地打试验深井两眼，一为 40 m 深，一为 100 m 深，取水化验结果见表 7-9。地层土为沙土，有较厚黏土层，都是深层地下水。补给区约 10 km。

河水凝集沉淀实验表面：用硫酸铝 40 mg/L 即可澄清，色度由 38 度降低到 15 度。

消毒实验结果证明：加氯 1.5 mg/L，有三级氯酚臭味。

40 m 深井每日出水量为 500 m³，100 m 深井每日出水量为 800 m³。

居民用水量：有上、下水道地区每人每日按 90 L 计算，昼夜不平衡系数为 1.3；有上水道，无下水道地区用水量每人每日按 40 L 计算，昼夜不均衡系数为 1.4。

表 7-8　河水的化验结果

项目	春	夏	秋	冬
总硬度	18°（180 mg/L）	16.5°（165 mg/L）	17°（170 mg/L）	18.2°（182 mg/L）
总大肠杆菌（个/L）	23 300	5 800	23 800	10 000
色	38	25	20	20
嗅	3 级	2 级	2 级	3 级
味	无	无	无	无
PH	7.78	7.76	7.76	7.55
氯化物（mg/L）	352	200	320	320
氨氮（mg/L）	2.4	1.5	0.21	0.6
亚硝酸盐氮（mg/L）	3.2	3.02	0.63	0.09
硝酸盐氮（mg/L）	0.50	0.80	0.60	0.90
酚	0.005	0.001	0.002	0.005
碘（μg/L）	0.001	0.001	0.001	0.001
氟（mg/L）	0.03	0.02	0.03	0.003
砷（mg/L）	0.05	0.05	0.06	0.06

分析评价。

表 7-9　井水化验结果

项目	40 米深		100 米深	
	夏	冬	夏	冬
总硬度	23.1	28.1	30	26
大肠杆菌（个/L）	<3	<3	<3	<3
味	无	无	无	无
嗅	0 级	0 级	0 级	0 级
温度（℃）	8.0	6.0	8.0	6.0
色	10	16	12	12
PH	7.2	7.5	7.5	7.5
氯化物（mg/L）	68	88	30	36
氨氮（mg/L）	0.08	0.08	0.09	0.09
亚硝酸盐氮（mg/L）	0.1	0.1	0.1	0.1
硝酸盐氮（mg/L）	16.5	12.0	26.0	28.0
铅（mg/L）	0.01	0.01	0.01	0.01
砷（mg/L）	0.01	0.01	0.01	0.01
氟（mg/L）	2.2	3.2	1.5	1.5
铜（mg/L）	0.5	0.6	0.4	0.4
铁（mg/L）	0.5	0.5	0.4	0.4
碘（μg/L）	2.6	3.5	1.8	2.5

分析评价。

注意事项

（1）应在规定的时间内完成实验报告。

（2）应按规定的实验报告格式撰写实验报告。

（3）实验报告应根据实验过程的情况如实撰写，认真分析，不得照抄实验指导。

实验 8　食物中毒案例讨论

实验目的

通过对资料的分析，学习食物中毒的调查步骤、分析方法等。

实验内容

2019 年 11 月 2 日晚 7 时起，某医院消化科急诊部在短时间内相继收治了 20 多名以恶心、呕吐、腹痛和腹泻为主诉的病人。

问题 1：急诊医师应考虑可能是什么问题？如何处理？

问题 2：如果怀疑是食物中毒，应如何确诊？询问什么？做些什么？

该医院于当晚 11 时向所属区卫生防疫站报告，区防疫站值班人员已接到本区内其他几个医院类似的电话报告，遂向市卫生防疫站值班室汇报，并请各医院仔细了解患者进餐情况和临床特征，以便进一步调查证实是否是食物中毒

根据各医院急诊医师报告，患者临床表现主要为上腹阵发性绞痛，继之出现腹泻。一般一天 10 多次，多者可达数十次，呈洗肉水样便，有的转变为脓血便，里急后重不明显，除恶心、呕吐外，部分病人出现畏寒、发热（37.5～40 ℃）、脱水、乏力等症状，个别病人出现酸中毒、中毒性休克、肌痉挛等。每个病人均表示当晚 6 时在某著名酒店参加亲友的宴席。该晚酒店生意很好，全部宾客加起来可能有 100 多桌。

问题 3：如果你已考虑到有食物中毒发生，你认为应进一步做什么？

问题 4：根据临床医师提供的信息，卫生防疫站下一步应该做什么？

经各医院详细记录，各区卫生防疫站的实地调查和市卫生防疫站的资料汇报，发现从 11 月 2 日晚起共有 40 家医院做出食物中毒的报告。患者当晚均在该酒店吃饭，共有 1 002 人。在医院因食物中毒就诊者共 762 人，罹患率为 76%，其中大部分病人做门诊处理，但有 89 人留院观察，其中住院 31 人，病危者 20 人，2 名孕妇胎儿死亡，1 名 40 岁女性发生心肌炎，经抢救好转。年龄最大者 80 岁，最小者 1 岁。据 552 例

调查，潜伏期平均为 5.5 h（2～27 h），进餐后 4～6 h 发病达高峰，大多数病人病程 2～4 d，重者持续 10 余 d。

问题 5：如何鉴别各类型食物中毒？

问题 6：该饭店发生的食物中毒属于哪种类型？理由是什么？本次患病情况是否符合该种类型食物中毒的流行特点？

根据上述分析，考虑本次为细菌性食物中毒，实验室检验结果如下：

（1）病人吐泻物（见表 7-10）：

表 7-10 吐泻物细胞学检验

样本内容	样本数	细菌检验结果	
患者粪便（包括肛拭）	80	副溶血性弧菌	72（90%）
		变形杆菌	1（1.25%）
呕吐物	12	副溶血性弧菌	1（8.3%）

（2）健康带菌检查：14 名熟食操作人员咽拭子为金黄色葡萄球菌，11 名肠道带菌检查均阴性；3 名操作人员在加工当晚食品，其肛拭子样本中检出副溶血性弧菌。

（3）沙滤水：采集该酒店沙滤水样本 3 份，未检出致病菌。其他水质指标均符合国家饮用水卫生标准。

（4）剩余熟食：采集饭店和顾客家中的剩余食品 20 份，检出副溶血性弧菌 14 份，检出率为 70%，同时检出蜡样芽孢杆菌 6 份，变形杆菌 1 份。

（5）剩余生的河虾：性状检验肉质灰白，无异味，质量尚可；微生物检验出副溶血性弧菌。

（6）熟食间工具、用具、容器采样 25 份，检出副溶血性弧菌 3 份，大肠杆菌 23 份。

（7）血清凝集效价测定：9 例患者血清凝集效价明显上升，最高达 1∶1 280，最低为 1∶160，6 例正常人血清对照及抗原对照均为阴性。

上述样品中检出的副溶血性弧菌均属同一抗原型，菌体抗原 O_4，荚膜抗原 K_{11}。

问题 7：患者粪便样本中副溶血性弧菌检出率为 90%，为什么呕吐物中只有 8.3%？

问题 8：沙滤水的检验和食品操作人员的健康带菌检查有何卫生学意义？

问题 9：根据上述实验室检验结果，是否可对这起食物中毒事故做出病因诊断？说明理由。

✚ 注意事项

（1）应在规定的时间内完成实验报告。

（2）应按规定的实验报告格式撰写实验报告。

（3）实验报告应根据实验过程的情况如实撰写，认真分析，不得照抄实验指导。

实验 9　疾病暴发调查

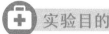

实验目的

运用流行病学现况调查方法分析疫情的性质。根据疾病的流行特点，结合具体条件制订处理原则和预防措施。

实验内容

1959 年 8 月，摩洛哥梅克内斯市及其邻近地区一些城镇突然发生大量不明原因的麻痹病例。通过流行病学现场调查，对比分析不同人群、不同地区麻痹发病水平，有以下几个方面的发现。

1. 摩洛哥麻痹暴发的流行病学特点

（1）经查明，第一批病例发生于 1959 年 8 月 31 日到 9 月 24 日，随后发病例数不断增加。据统计，每日发生的新病例数在 200～300 人。到 10 月 2 日，已有 2 000 多例病人，而且还不断有新病例发生。最后总病例数达到 40 000 多人。

（2）暴发集中在梅克内斯市及邻近地区的城镇，如西迪苏莱曼、西迪卡塞姆和海米萨特，其他地区所见到的少数病人，几乎全部在近期内曾到过梅克内斯。有一位居住在马拉喀什的男性患者是在离开梅克内斯 14 天之后发病的。

（3）分布在梅克内斯各处的病例有明显的差异，除 1 例曾接受穆斯林生活方式的男性患者外，欧洲人、犹太人与较富裕的穆斯林均未见有发病者。患者均集中分布在最贫穷穆斯林居住的城镇周围各处。然而，即使是在这些地区，病例的分布也不平衡。因为，穷人中最贫穷者大部分是分散居住。

（4）不同性别、不同年龄的人对此病普遍易感，女性成人发病率最高，其次为男性成人，年龄较大的儿童发病率最低。当一户有两例病人时，则他们的发病时间间隔 4～5 天。

（5）从 9 月 14 日至 18 日，有 25 万多人参加在梅克内斯及其邻近地区的庆祝活动。但是所有参加者，不论在梅克内斯或在离开该城市后无一例患此病者。参加上述庆祝活动者通常都是自带食物。

（6）在本病暴发期间，有一队 100 名士兵驻扎在梅克内斯，其中只有 2 名患病。这 2 名士兵曾在镇上按传统习惯吃过食物，未在营房吃饭。与此同时，在梅克内斯的监狱中未见有发病者，但有数名犯人在被释放几天之内患本病。

2. 患者的临床表现

典型病例起病时有腓肠肌疼痛与压痛，继而出现手套、袜子型分布的表浅感觉异常与缺乏。1~2天后，这种感觉障碍可减轻或消失。与此同时，患者出现行动无力，最初病变涉及足背屈肌与外翻肌，然后侵犯腓肠肌。患者短距离行走时，表现为笨拙地抬高足部行走步态。

检查发现，膝关节以下所有随意运动丧失。极少数特别严重的病例，其大腿肌群甚至骨盆带均可受到影响。但多数病例衰弱无力的部位只出现在膝关节之上。双手可能不受到损害，但手的内在肌肉常见有明显无力，一般在下肢无力数日后出现。肌萎缩不明显，未发现有麻痹超过3周的病例。上肢腱反射通常存在，膝反射一般减弱或消失。但有时偶尔可发现即使严重衰弱无力患者，仍可引出膝反射，而且该膝反射是亢进的。远侧端无力的下运动神经元型却相反，无膝反射亢进现象，浅反射正常（足底反射除外）。当足趾运动麻痹时，浅反射则消失。

全身性病变不常见，约1/3病人有近期腹泻史，有些病人在入院数天内曾有过短期发热和短暂心动过缓，所有常规检查（包括脑脊液和血液分析）均阴性。

通过流行病学调查和临床观察，基本确定该病的主要临床表现是急性末梢神经炎，还有不明显的上运动神经元病变。

分析此次麻痹暴发病因，有以下事实：

（1）本病只侵犯穷人，而这些穷人的生活方式有利于本病经粪便、鼻咽分泌物或媒介昆虫传播。

（2）有少数病例是在暴发后2~3周才发病。

（3）有一例患者在离开梅克内斯长达14天之后才发病。若本病确由感染所致，必然在易感人群中具有很高的发病率。然而，上述观点难以解释该病的分布特点。

（4）本病呈播散性分布。

（5）有许多中毒病例可产生末梢神经炎。

（6）梅克内斯居民的生活方式，在本病暴发之前，未曾有过实质性变化，与其他城镇居民的生活方式在本质上没有什么差别。

对该病暴发调查的进一步发现：

（1）在梅克内斯郊区，居民的生活水平很低，穷人与极贫穷的人紧密地混杂居住在一起，但只发生于一部分人群而不侵犯另一部分人群，与日常接触无关。

（2）但梅克内斯参加庆祝活动的人未患本病，在当地或回到本国各地自己的家之后，经调查均未患病。

（3）梅克内斯当地诊疗所的医生在本病暴发期间曾看到食用油标本像旧机油一样黑。当地有许多病人认为这种食用油是引起本病暴发的原因。有一个家庭曾怀疑该食用油有问题，因而先将此食用油烹饪过的食物喂他们自己的狗。狗吃过该食物后，当时未立即发病。他们认为该食用油无问题，于是就吃此食物。几天之后，这个家庭的人与狗均发病。从而证实上述食用油是本病的病因。

（4）阿拉伯老城镇麦地那的某些阿拉伯手工业工人主要居住区也曾发生过一次本病的严重暴发。在该地的一个食品商店，调查人员买到了一瓶颜色非常黑的食用油，商标上印有"便宜橄榄油"字样。在本店和邻近商店还出售正常黄颜色的食用油。在此期间，卫生当局曾调查过食用油的制造和分布情况，发现所有发病地区的食用油是由同一批发商所供应。最后，调查还发现黑色食用油是在上一个月出售的。

当时调查人员推测污染食用油的污染物可能是矿物油。因为，第一，本病临床表现与 1939 年以来在德国、瑞士以及世界大战以前在美国所见到的磷酸邻甲苯酯中毒暴发所描述的临床表现极为相似。磷酸邻甲苯酯是作为特殊目的被加到一些油类之中的。第二，这种推测能解释暴发的类型；富有的人买得起较好的食用油，而极贫穷的人几乎买不起任何食用油。上述推测可以解释有自己市场的犹太人为什么完全可以不得本病，同时也可以解释为什么到梅克内斯参加庆典活动者都不患本病，这是因为通常他们都是自己带食物去的。第三，出售黑色食用油的时间与本病暴发的时间正好相符。

从梅克内斯食品店买来的食用油和从暴发区与非暴发区买来的"橄榄油"，由在拉塔的卫生研究所进行分析检查。结果发现黑色食用油中含有磷酸盐和甲苯。当地具有油类专门知识的著名公司承担进一步检查食用油标本的工作。经过检查之后，该公司宣布在梅克内斯的麦地那所获得的"橄榄油"标本含大约 33%的植物油。该公司证实毒性物质是人工制造的润滑油，该润滑油含大约 3%磷酸甲苯酯混合物。合成该油的目的是使该油能抗非常高的温度，从而可用于润滑涡轮喷气发动机，这种油非常昂贵。但是，后来因为发动机的设计有所改进，润滑科学有进步，这种润滑油就成为过时物而丧失价值。磷酸盐和酯有三种，即邻位、间位和对位。其中最危险的是邻位，制造时都尽可能要把这种成分除掉。此次摩洛哥麻痹暴发就是由磷酸邻甲苯酯中毒引起的。众所周知，磷酸邻甲苯酯对神经系统具有高度毒性作用。在 20 世纪 30 年代初在美国曾引起麻痹大暴发。以后，本病被称为"牙买加姜汁麻痹"，因为，磷酸邻甲苯酯存在于被称为"牙买加姜汁"的软饮料中。

问题 1：该不明原因的疾病分布如何？

问题 2：该疾病的临床表现如何？符合什么系统疾病的表现？

问题 3：根据上述证据推测该病的病因可能是什么？为什么？

问题 4：通过以上发现，是否可以表明该病暴发的病因是中毒？证据是什么？

问题 5：若该病暴发的病因是中毒，推测是哪种食物造成的？证据是什么？

问题 6：当该暴发的疾病病因探明后，根据当地的具体情况应采取什么处理措施？

问题 7：根据暴发疾病的病因应制定什么预防措施？

问题 8：根据该疾病暴发案例，试总结疾病暴发的调查步骤和分析方法。

✚ 注意事项

（1）应在规定的时间内完成实验报告。

（2）应按规定的实验报告格式撰写实验报告。

（3）实验报告应根据实验过程的情况如实撰写，认真分析，不得照抄实验指导。

实验 10　消毒效果的观察和评价

实验目的

掌握常用的现场消毒方法及效果评价。

实验内容

1. 空气消毒

（1）器材：托盘天平 1 台，100 mL 量筒 1 个，500 mL 烧杯 1 个，喷雾器 1 个，9 mL 培养皿 10 个，培养箱（37 ℃）1 台。

（2）试剂：

① 1%漂白粉澄清液（或 0.2%过氧乙酸溶液）。

② 营养琼脂培养基：牛肉浸膏 50 g，蛋白胨 10 g，氯化钠 5 g，琼脂 20 g，加水到 100 mL 溶解。调节培养基 pH7.2 ~ 7.4，经 30 min 高压灭菌后制备平板。

（3）操作步骤：

① 消毒前空气采样：紧闭门窗，并将门窗缝隙用纸糊好密封。用 5 个营养琼脂平皿在室内四角及中央共 5 个点的工作台上，各放一个平皿，打开平皿盖，暴露于空气 10 min（暴露时间视空气污染程度而定，可 5 ~ 30 min）后，盖上皿盖。

② 用 1%漂白粉澄清液（或 0.2%过氧乙酸溶液）倒入无菌的喷雾器内，对室内空气做喷雾消毒，消毒 45 ~ 60 min，开门、窗通风。

③ 消毒后空气采样：同样 5 个营养琼脂平皿置于消毒前的 5 个采样点，打开平皿盖，暴露于空气中 10 min 后，盖上皿盖。

④ 将消毒前、后的空气采样平皿于 37 ℃ 温箱内，培养 24 h 后，取出平皿。计数消毒前、后 5 个平板的菌落数，计算平均菌落数、细菌杀灭率、菌落数平均差、平板间误差率。

$$平均菌落数 = \frac{各平菌落数之和}{平板数}$$

$$细菌杀灭率 = \frac{消毒前平均菌落数 - 消毒后平均菌落数}{消毒前平均菌落数} \times 100\%$$

$$菌落数平均差 = \frac{（平板间菌落平均数 - 各平板菌落）的绝对值之和}{平板数}$$

$$平板间误差率 = \frac{菌落数平均差}{平均菌落数} \times 100\%$$

（4）效果评价：细菌杀灭率在 80%以上为效果良好，70%~80%为较好，60%~69% 为一般，60%以下为不合格。平板间误差率要求不得超过 10%，否则为消毒不合格。

2. 物品表面消毒

（1）器材和试剂：5 cm×5 cm 的灭菌纱布块（或棉拭子）及 0.5%硫代硫酸钠灭菌水 25 mL。用无菌镊子取出纱布块，在欲消毒之物品表面按 10 cm×10 cm 的面积上，充分擦拭 10~20 次，再将纱布放入原试管中。

（2）用 1%漂白粉澄清液，按每平方米用 150 mL 用量进行湿抹（或喷洒）消毒，作用 30~45 min。

（3）消毒后采样：取另 1 支灭菌的 50 mL 试管（内装 5 cm×5 cm 的灭菌纱布块或棉拭子及 0.5%硫代硫酸钠灭菌水 25 mL），用无菌镊子取出纱布块，在消毒前采样的物品表面附近（经消毒的表面），同样按 10 cm×10 cm 的面积，充分擦拭 10~20 次，再放入原试管中。

（4）将消毒前、后的 2 支采样管充分振荡 2 min，用 1 mL 无菌管各吸出 0.2 mL，分别放入 2 个灭菌平皿内，再倒入 15 mL 融化并冷至 45 ℃ 的营养琼脂，立即均匀散开。并注明消毒前、后采样时间及采样物品。

（5）将 2 个平皿放于 37 ℃ 温箱内，培养 24 h 后取出。计数各平板菌落数，计算平均菌落数、细菌杀灭率（同空气消毒方法）。

（6）灭菌效果评价：（同空气消毒方法）。

用过氧乙酸消毒应注意事项：

（1）过氧乙酸不稳定，易分解，最好贮存在冰箱内或阴凉处，避免光照和高温。

（2）在常温下能自然挥发，特别在加热熏蒸过程中产生强烈的酸味和刺激性，若大量吸入可发生猛烈的咳嗽和流泪，对健康有害。它接触皮肤裂口能使之疼痛，故使用时不要弄到眼、皮肤或衣服上。

（3）对金属物品有较强的腐蚀性，故对金属物品消毒后要立即用水冲洗，并擦干，可减轻或消除其腐蚀性。

（4）盛装过氧乙酸的容器以聚乙烯塑料容器为最适宜。贮存容器一定要先洗干净，装量不能超过 4/5，否则因过氧乙酸的分解产生大量气体，可使玻璃瓶破裂或爆炸。

（5）用喷雾法消毒，其用量为 0.15 g/m^2，消毒时间为 60 min。重熏蒸法的用量为 0.75~1 g/m^2，消毒时间为 60 min。二法均能杀死各种微生物。用浸泡或擦拭法消毒，一般消毒 30~90 min。消毒后将消毒物品冲洗干净，再用布擦干。

完成实验并填写实验报告。

➕ 注意事项

（1）应在规定的时间内完成实验报告。

（2）应按规定的实验报告格式撰写实验报告。

（3）实验报告应根据实验过程的情况如实撰写，认真分析，不得照抄实验指导。

实验 11　预防接种及其效果评价

目的与任务

学习制订预防接种计划和评价预防接种效果。了解预防接种对公共卫生的意义。

实验内容

1. 制订预防接种计划

（1）计划接种。

计划于 2021 年 10 月给某社区婴、幼儿童进行基础免疫接种（即接种卡介苗、麻疹活疫苗、脊髓灰质炎糖丸活疫苗、百白破混合制剂）。该社区需要做基础免疫接种的人数如表 7-11。

表 7-11　某社区基础免疫接种计划表　　　　　　　2021 年 × 月 × 日

接种制品名	接种对象	初种人数	接种方法	每人每次初种剂量	复种间隔时间	复种人数	每人每次复种剂量	总需要量
麻疹活疫苗	出生 8~12 个月初种	26	皮下注射	0.2 mL	第二年复种一次	22	0.2 mL	
脊髓灰质炎糖丸活疫苗	出生后 2 个月初服	20	口服	1 粒	连服三次每次间隔 1 个月	20	1 粒	
结核活菌苗（卡介苗）	1 岁以下初种	20	皮内注射	0.1 mL	7 岁、12 岁各复种一次（复种前作结核菌素试验）	50	0.1 mL	
百白破混合制剂	出生 3 个月初种	24	皮下注射	0.5 mL	连种 3 次，每次间隔 4~6 周	24	1 mL	

问题 1：请按表内项目制订接种计划，并计算各种菌（疫）苗的总需要量。

① 麻疹活疫苗：初种需要量 =

　　　　　　　复种需要量 =

② 脊髓灰质炎糖丸活疫苗：初服需要量 =

　　　　　　　　　　　　　复服需要量 =

③ 卡介苗：初种需要量＝

　　　　复种需要量＝

④ 百白破混合制剂：初种需要量＝

　　　　复种需要量＝

将计算出的总需要量填入上面计划表内。一般生物制品的禁忌证率为 10%～15%，而菌（疫）苗损耗率也在 10%～15%范围，故二者可相互抵消。因此计算时按其需要量来制订计划即可。

（2）制订所需器材及消耗品计划。

所需器材及消耗品需用标准：

① 棉花：每 10 人次用 5 g。

② 碘伏：每 10 人次用 5 mL。

③ 注射器：根据不同菌（疫）苗选用 1 mL、2 mL 注射器，每人次 1 只。

④ 毛巾：每 500 人次 1 条。

⑤ 肥皂：每 200 人次 4 块。

按上面计划表内所列出的各种菌（疫）苗初种、复种人数，计算需用的器材、消耗品的数量。

（3）接种效率、效果评价。

① 接种率：指每 100 名应接种人数中已接种的人数。表示实际接种的频率。

$$接种率 = \frac{已接种的人数}{应接种的人数} \times 100\%$$

② 完成率：指每 100 名可能接种人数中已接种的人数。表示接种工作完成情况。

$$完成率 = \frac{已接种的人数}{可能接种的人数} \times 100\%$$

$$可能接种的人数 = 应接种人数 - (外出人数 + 有禁忌证人数)$$

③ 禁忌证率：指因患病或某种原因不能接受某种生物制品接种的人数在每 100 名应接种对象中所占的比率。

$$禁忌证率 = \frac{某制品禁忌接种人数}{某制品应接种人数} \times 100\%$$

④ 麻疹活疫苗保护率：是麻疹活疫苗接种效果的评价指标。

$$麻疹活疫苗保护率 = \frac{对照组发病率 - 接种组发病率}{对照组发病率} \times 100\%$$

问题 2：设此次接种麻疹活疫苗中（包括初、复种），有 3 人外出，有 2 人有禁忌证。试求麻疹接种率、完成率、禁忌证率，并做出评价。

问题 3：在此次接种麻疹活疫苗 1 年后进行调查的结果，接受初种的 26 人中有 1 人患麻疹，对照组（未接受初种的易感人群）的 20 人中有 12 人患麻疹。试求该麻疹活疫苗的保护率，并做出评价。

2. 流行性感冒疫苗预防接种效果评价

经本人和家长同意，将某校高中一年级 446 名学生作为流感疫苗接种对象。这些对象被分为 10 个班，每个班又都随机地分成相同数量的两组（按班级名簿顺序逐名交替），一组接种流行感冒疫苗，另一组作为对照组接种了破伤风类毒素。这时，设计中使被检查者或担任调查者不知道谁接受了何种接种。

2020 年 10 月 6 日和 15 日进行了两次接种，为测流行性感冒的血清抗体效价，第一次接种前、第二次接种后约一个月以及流行性感冒流行后的 2021 年 2 月 25 日连续三次采血。三次都来采血者 377 名（84.5%）。根据血清抗体效价的升高判断发病率时，仅对采完血者进行了分析，第二次和第三次采血的血清里出现抗体效价上升四倍以上（根据 HI 或 CF 试验中任何一项）作为感染流行性感冒的血清学诊断标准。

这个研究遇到 2020 年 12 月下旬流行性感冒 A、B 两型的流行（根据病毒分离和血清学诊断），仅根据研究人群的血清学诊断来源来观察流行性感冒的感染状况及疫苗血清学效果如表 7-12、表 7-13：

表 7-12　根据血清学诊断甲、乙型流行性感冒感染情况
流行性感冒疫苗组和对照组

| 组别 | 合计 | 感染流行性感冒 | | |
		A	B	A+B
疫苗组	199	8	30	3
对照组	178	35	38	14
合计	377	43	68	17

表 7-13　流感疫苗预防接种血清学效果

| 组别 | 合计 | 第二次接种后抗体四倍增高者 | |
		A	B
接种组	199	168	117
对照组	178	——	——

问题 4：试对流感疫苗的预防接种效果进行评价。

注意事项

（1）应在规定的时间内完成实验报告。
（2）应按规定的实验报告格式撰写实验报告。
（3）实验报告应根据实验过程的情况如实撰写，认真分析，不得照抄实验指导。

第八章

基础护理实验

  基础护理学是研究帮助患者、满足其基本生理和心理需要以保持患者与环境之间平衡，从而获得健康的基本护理理论和技术的一门科学，是各临床护理学的基础。基础护理实验教学包括手套穿戴的方法、生命体征的评估、氧气吸入法（单侧鼻导管吸氧法）、冷湿敷法、热湿敷法、导尿方法、常用的给药方法等内容。学生通过学习基础护理实验，掌握基础护理学的理论知识及基本操作技能，并初步运用所学知识和技能为护理对象服务。

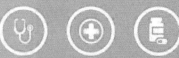

实验 1　无菌操作基本方法

无菌操作实验包括无菌持物钳法、使用无菌容器法、使用无菌包法、戴脱无菌手套法的模拟实验。

1. 使用无菌持物钳法

实验目的

取放和传递无菌物品，保持无菌物品的无菌状态。

实验步骤

（1）操作前准备：环境准备包括清洁、宽敞、明亮、定期消毒；操作者准备包括衣帽整洁、修剪指甲、洗手、戴口罩。用物准备包括无菌持物钳、盛放无菌持物钳的容器。

（2）查对：检查并核对物品的名称、有效期、灭菌标识。要点说明：确保在灭菌有效期内使用。第一次开包使用时，应记录打开日期、时间并签名，24 h 内有效。

（3）取钳：打开盛放无菌持物钳的容器盖，手持无菌持物钳上 1/3 处，闭合钳端，将钳移至容器中央，垂直取出，关闭容器盖。要点说明：手不可触及容器盖内面。盖闭合时不可从盖孔中取、放无菌持物钳。取、放时，钳端不可触及容器口边缘。

（4）使用：保持钳端向下，在腰部以上视线范围内活动，不可倒向上。要点说明：保持无菌持物钳的无菌状态。

（5）放钳：用后闭合钳端，打开容器盖，快速垂直放回容器，关闭容器盖。要点说明：防止无菌持物钳在空气中暴露过久而污染。

注意事项

（1）严格遵循无菌操作原则。

（2）取、放无菌持物钳时应先闭合钳端，不可触及容器口边缘。

（3）使用过程中：① 始终保持钳端向下，不可触及非无菌区；② 就地使用，到距离较远处取物时，应将持物钳和容器一起移至操作处。

（4）不可用无菌持物钳夹取油纱布，防止油粘于钳端而影响消毒效果；不可用无菌持物钳换药或消毒皮肤，以防被污染。

（5）无菌持物钳一旦污染或可疑污染应重新灭菌。

（6）无菌持物钳如为湿式保存，除注意上述 5 点外，还需注意：① 盛放无菌持物钳的有盖容器底部垫有纱布，容器深度与钳的长度比例适合，消毒液面需浸没持物钳轴节以上 2～3 cm 或镊子长度的 1/2；② 无菌持物钳及其浸泡容器每周清洁、消毒 2 次，同时更换消毒液；使用频率较高的部门应每天清洁、灭菌；③ 取、放无菌持物钳时不可触及液面以上部分的容器内壁；④ 放入无菌持物钳时需松开轴节以利于钳与消毒液充分接触。

2. 使用无菌容器法

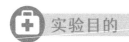

实验目的

用于盛放无菌物品并保持其无菌状态。

实验步骤

（1）操作前准备：环境准备包括清洁、宽敞、明亮、定期消毒。操作者准备包括衣帽整洁、修剪指甲、洗手、戴口罩。用物准备包括：① 盛有无菌持物钳的无菌罐、盛放无菌物品的容器。② 无菌容器，常用的无菌容器有无菌盒、罐、盘等。无菌容器内盛灭菌器械、棉球、纱布等。

（2）查对：检查并核对无菌容器名称、有效期、灭菌标识。要点说明：确保在灭菌有效期内使用。第一次开包使用时，应记录打开日期、时间并签名，24 h 内有效。

（3）开盖：取物时，打开容器盖，平移离开容器，内面向上置于稳妥处或拿在手中。要点说明：盖子不能在无菌容器上方翻转，以防灰尘落入容器内。开、关盖时，手不可触及盖的边缘及内面，以防止污染。

（4）取物：用无菌持物钳从无菌容器内夹取无菌物品。要点说明：垂直夹取物品，无菌持物钳及物品不可触及容器边缘。

（5）关盖：取物后，立即将盖盖严。要点说明：避免容器内无菌物品在空气中暴露过久。

（6）手持容器：手持无菌容器时，应托住容器底部。要点说明：手不可触及容器边缘及内面。

注意事项

（1）严格遵循无菌操作原则。

（2）移动无菌容器时，应托住底部，手指不可触及无菌容器的内面及边缘。

（3）从无菌容器内取出的物品，即使未用，也不可再放回无菌容器中。

（4）无菌容器应定期消毒灭菌；一经打开，使用时间不超过 24 h。

3. 使用无菌包法

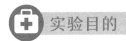 实验目的

从无菌包内取出无菌物品，供无菌操作使用。

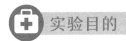 实验步骤

（1）操作前准备：环境准备包括清洁、宽敞、明亮、定期消毒。操作者准备包括衣帽整洁、修剪指甲、洗手、戴口罩。用物准备包括：① 盛有无菌持物钳的无菌罐、盛放无菌包内物品的容器或区域。② 无菌包：内放无菌治疗巾、辅料、器械等。无菌包灭菌前应妥善包好：将需灭菌的物品放于包布中央，用包布一角盖住物品，左右两角先后盖上并将角尖向外翻折，盖上最后一角后用化学指示胶带贴妥，再贴上注明物品名称及灭菌日期的标签。③ 记录纸、笔。

（2）查对：检查并核对无菌包名称、灭菌日期、有效期、灭菌标识，检查无菌包有无潮湿或破损。要点说明：应同时查对无菌持物钳以确保在有效期内。如超过有效期或有潮湿破损，则不可使用。

（3）开包：将包托在手上，另一手撕开粘贴的胶带，或解开系带卷放在手上，手接触包布四角外面，依次解开四角并捏住。要点说明：手不可触及包布内面及无菌物品。

（4）放物：稳妥地将包内物品放在备好的无菌区内或递送给术者。要点说明：投放时，手托住包布使无菌面朝向无菌区域。

（5）整理：将包布折叠放妥。

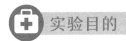 注意事项

（1）严格遵循无菌操作原则。

（2）无菌包包布通常选用质厚、致密、未脱脂的双层棉布制成，或使用医用无纺布。

（3）打开无菌包时手只能接触包布四角的外面，不可触及包布内面，不可跨越无菌区。

（4）无菌包应定期灭菌，如包内物品超过有效期、被污染或包布受潮，则需重新灭菌。

（5）如取出包内部分物品，无菌包检查后平放于清洁、干燥、平坦的操作台上，手接触包布四角外面，依次揭开四角，用无菌持物钳夹取所需物品放在备妥的无菌区，按原折痕包好，注明开包日期及时间，限 24 h 内使用。

4. 戴、脱无菌手套法

实验目的

预防病原微生物通过医务人员的手传播疾病和污染环境。使用无菌手套适用于医务人员进行严格的无菌操作时，接触病人破损皮肤、黏膜时。

实验步骤

（1）操作前准备：环境准备包括清洁、宽敞、明亮、定期消毒。操作者准备包括衣帽整洁、修剪指甲、洗手、戴口罩。用物准备包括无菌手套、弯盘。无菌手套一般有两种类型：① 天然橡胶、乳胶手套；② 人工合成的非乳胶产品，如乙烯、聚乙烯手套。

（2）查对：检查并核对无菌手套袋外的号码、灭菌日期、包装是否完整、干燥。要点说明：选择适合操作者手掌大小的号码。确认在有效期内。

（3）打开手套袋：将手套袋平放于清洁、干燥的桌面上打开。

（4）取、戴手套。

分次取、戴法：① 一手掀开手套袋开口处，另一手捏住一只手套的反折部分（手套内面）取出手套，对准五指戴上。② 未戴手套的手掀起另一只袋口，再用戴好手套的手指插入另一只手套的反折内面（手套外面），取出手套，同法戴好。③ 同时，将后一只戴好的手套的翻边扣套在工作服衣袖外面，同法扣套好另一只手套。要点说明：手不可触及手套外面（无菌面）。手套取出时外面（无菌面）不可触及任何非无菌物品。已戴手套的手不可触及未戴手套的手及另一手套的内面（非无菌面）；未戴手套的手不可触及手套的外面。戴好手套的手始终保持在腰部以上水平、视线范围内。

一次性取、戴法：① 两手同时掀开手套袋开口处，用一手拇指和食指同时捏住两只手套的反折部分，取出手套。② 将两手套五指对准，先戴一只手，再以戴好手套的手指插入另一只手套的反折内面，同法戴好。③ 同时，将后一只戴好的手套的翻边扣套在工作服衣袖外面，同时扣套好另一只手套。要点说明：要点同分次取、戴手套。

（5）检查调整：双手对合交叉检查是否漏气，并调整手套位置。要点说明：手套外面（无菌面）不可触及任何非无菌物品。

（6）脱手套：用戴着手套的手捏住另一手套腕部外面，翻转脱下；再将脱下手套的手伸入另一手套内，捏住内面边缘将手套向下反转脱下。要点说明：勿使手套外面（污染面）接触到皮肤。不可强拉手套。

（7）处理：按要求整理用物并处理。洗手，脱口罩。要点说明：将手套弃置于黄色医疗垃圾袋内。

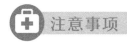

注意事项

（1）严格遵循无菌操作原则。

（2）选择合适手掌大小的手套尺码；修剪指甲以防刺破手套。

（3）戴手套时，手套外面（无菌面）不可触及任何非无菌物品；已戴手套的手不可触及未戴手套的手及另一手套的内面；未戴手套的手不可触及手套的外面。

（4）戴手套后，双手应始终保持在腰部或操作台面以上视线范围内的水平；如发现有破损或可疑污染，应立即更换。

（5）脱手套时避免强拉，应翻转脱下，手套外面（污染面）在内，注意勿使手套外面（污染面）接触到皮肤；脱手套后应洗手。

（6）诊疗护理不同病人之间应更换手套；一次性手套应一次性使用；戴手套不能替代洗手，必要时进行手消毒。

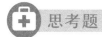

思考题

1. 如何预防和控制医院感染？

2. 如何预防职业感染来保护自己？

实验 2　生命体征的检测与评估

生命体征是体温、脉搏、呼吸及血压的总称。生命体征受大脑皮质控制，是机体内在活动的一种客观反映，是衡量机体身心状况的可靠指标。正常人生命体征在一定范围内相对稳定，变化很小且相互之间存在内在联系。通过认真仔细地观察生命体征，可以获得病人生理状态的基本资料，了解机体重要脏器的功能活动情况，了解疾病的发生、发展及转归，为预防、诊断、治疗及护理提供依据。因此，正确掌握生命体征的观察技能与护理是临床护理中极为重要的内容之一。

1. 体温测量的方法

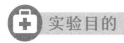

实验目的

判断体温有无异常。动态监测体温变化，分析热型及伴随症状。协助诊断，为预防、治疗、康复和护理提供依据。

实验步骤

（1）操作前准备：① 评估病人并解释。评估病人的年龄、病情、意识、治疗情况，心理状态及合作程度。向病人及家属解释体温测量的目的、方法、注意事项及配合要点。② 病人准备。了解体温测量的目的、方法、注意事项及配合要点。体位舒适，情绪稳定。测温前 20～30 min 若有运动、进食、冷热饮、冷热敷、洗澡、坐浴、灌肠等，应休息 30 min 后再测量。③ 环境准备。包括室温适宜、光线充足、环境安静。④ 操作者准备。包括衣帽整洁，修剪指甲，洗手，戴口罩。⑤ 用物准备。治疗车上准备包括容器 2 个（一为清洁容器盛放已消毒的体温计，另一为盛放测温后的体温计）、含消毒液纱布、表（有秒针）、记录本、笔、手消毒液。若测肛温，另备润滑油、棉签、卫生纸。

（2）查对：携用物至病人床旁，核对病人床号、姓名、腕带。要点说明：清点、检查体温计（无破损、水银柱在 35 ℃ 以下）。

（3）测量：选择测量体温的方法。

① 口温：口表水银端斜放于舌下热窝。方法是闭口勿咬，用鼻呼吸。时间为 3 min。要点说明：测量方法方便。舌下热窝是口腔中温度最高的部位，在舌系带两侧，左右各一，由舌动脉供血。避免体温计被咬碎，造成损伤。获得正确的测量结果。

② 腋温：体温计水银端放于腋窝正中。方法是擦干汗液，体温计紧贴皮肤，屈臂过胸，夹紧。时间为 10 min。要点说明：测量方法安全，用于婴儿或其他无法测量口温者。形成人工体腔，保证测量准确性；腋下有汗，导致散热增加，影响所测体温的准确性。不能合作者，应协助完成。需较长时间，才能使腋下人工体腔内的温度接近机体内部的温度。

③ 肛温：体位为侧卧、俯卧、屈膝仰卧位，暴露测温部位。方法是润滑肛表水银端，插入肛门 3～4 cm；婴幼儿可取仰卧位，护士一手握住病儿双腿；另一手将已润滑的肛表插入肛门（婴儿 1.25 cm，幼儿 2.5 cm）并握住肛表，用手掌根部和手指将收臀轻轻捏拢，固定。时间为 3 min。要点说明：测量方法准确但不方便，用于婴儿、幼儿、昏迷、精神异常者。插入时避免擦伤或损伤肛门及直肠黏膜。

（4）取表：取出体温计，用消毒纱布擦拭。要点说明：若测肛温，须用卫生纸擦净病人肛门处。

（5）读数：评估体温是否正常，若与病情不符应重新测量，有异常及时处理。

（6）协助：协助病人穿衣、裤，取舒适体位。要点说明：工作的完整性。

（7）消毒：体温计消毒备用。

（8）绘制或录入：洗手后绘制体温单，录入到移动护理信息系统的终端设备。要点说明：绘制或录入体温单时，要注明测定的部位。

注意事项

（1）测量体温前应清点体温计数量，并检查有无破损。定期检查体温计的准确性。

（2）婴幼儿、精神异常、昏迷、口腔疾患、口鼻手术、张口呼吸者禁口温测量。腋下有创伤、手术、炎症、腋下出汗较多者，肩关节受伤或消瘦夹不紧体温计者禁腋温测量。直肠或肛门手术、腹泻，禁肛温测量。心肌梗死病人不宜测肛温，以免刺激肛门引起迷走神经反射，导致心动过缓。

（3）婴幼儿、危重病人、躁动病人，应设专人守护，防止意外发生。

（4）测口温时，若病人不慎咬破体温计，首先应及时清除玻璃碎屑，以免损伤唇、舌、口腔、食管、胃肠道黏膜，再口服蛋清或牛奶，以延缓汞的吸收。若病情允许，可食用粗纤维食物，加速汞的排除。

（5）避免影响体温测量的各种因素，如运动、进食、冷热饮、冷热敷、洗澡、坐浴、灌肠等。

（6）发现体温与病情不符时，要查找原因，予以复测。

（7）汞泄漏处理的应急程序。

2. 脉搏测量的方法

实验目的

判断脉搏有无异常。动态监测脉搏变化，间接了解心中状况。协助诊断，为预防、治疗、康复和护理提供依据。

实验步骤

（1）操作前准备：① 评估病人并解释。评估病人的年龄、病情、意识、治疗情况，心理状态及合作程度。向病人及家属解释脉搏测量的目的、方法、注意事项及配合要点。② 病人准备。了解脉搏测量的目的、方法、注意事项及配合要点。体位舒适，情绪稳定。测量前若有剧烈运动、紧张、恐惧、哭闹等，应休息 20 ~ 30 min 后再测量。③ 环境准备。包括室温适宜、光线充足、环境安静。④ 操作者准备。包括衣帽整洁，修剪指甲，洗手，戴口罩。⑤ 用物准备。治疗车上准备表（有秒针）、记录本、笔、手消毒液。必要时备听诊器。

（2）核对：携用物至病人床旁，核对病人床号、姓名、腕带。要点说明：确认病人。

（3）体位：卧位或坐位；手腕伸展，手臂放舒适位置。要点说明：病人舒适，护士便于测量。

（4）测量：护士以食指、中指、无名指的指端按压在桡动脉处，按压力量适中，以能清楚测得脉搏搏动为宜。要点说明：压力太大阻断脉搏搏动，压力太小感觉不到脉搏搏动。

（5）计数：正常脉搏测 30 s，乘以 2。若发现病人脉搏短绌，应由 2 名护士同时测量，一人听心率，另一人测脉率，由听心率者发出"起"或"停"口令，计时 1 min。要点说明：测量时须注意脉律、脉搏强弱等情况。得到正确的心率计脉率。心脏听诊部位可选择左锁骨中线内侧第 5 肋间处。

（6）记录：将脉率数记录在记录本上。脉搏短绌，以分数式记录，记录方式为心率/脉率。如心率 200 次/min，脉率为 60 次/min，则应写成 200 次/60 次/min。

（7）绘制或录入：洗手后绘制体温单或输入到移动护理信息系统的终端设备。

注意事项

（1）勿用拇指诊脉，因拇指小动脉的搏动较强，易与病人的脉搏相混淆。

（2）异常脉搏应测量 1 min；脉搏细弱难以触诊应测心尖搏动 1 min。

3. 血压测量的方法

实验目的

判断血压有无异常。动态监测血压变化，间接了解循环系统的功能状况。协助诊断，为预防、治疗、康复和护理提供依据。

实验步骤

（1）操作前准备：① 评估病人并解释。评估病人的年龄、病情、意识、治疗情况、既往血压状况、服药情况、心理状态及合作程度。向病人及家属解释血压测量的目的、方法、注意事项及配合要点。② 病人准备。体位舒适，情绪稳定。测量前有吸烟、运动、情绪变化等，应休息 15~30 min 后再测量。了解血压测量的目的、方法、注意事项及配合要点。③ 环境准备。包括室温适宜、光线充足、环境安静。④ 操作者准备。包括衣帽整洁，修剪指甲，洗手，戴口罩。⑤ 用物准备。治疗盘内备血压计、听诊器、记录本（体温单）、笔。

（2）核对：携用物至病人床旁，核对病人床号、姓名、腕带。要点说明：确认病人。

（3）测量血压。

① 测血压前，病人应至少坐位安静休息 5 min，30 min 内禁止吸烟或饮咖啡，排空膀胱。测量肱动脉血压。

② 体位：手臂位置（肱动脉）与心脏呈同一水平。坐位：平第四肋；仰卧位：平腋中线。

③ 手臂：卷袖，露臂，手掌向上，肘部伸直。

④ 血压计：打开，垂直放妥，开启水银槽开关。

⑤ 缠袖带：驱尽袖带内空气，平整置于上臂中部，下缘距肘窝 2～3 cm，松紧以能插入一指为宜。

⑥ 充气：触摸肱动脉搏动，将听诊器胸件置肱动脉搏动最明显处，一手固定，另一手握住加压气球，关气门，充气至肱动脉搏动消失再升高 20～30 mmHg。

⑦ 放气：缓慢放气，速度以水银柱下降 4 mmHg/s 为宜，注意水银柱刻度和肱动脉声音的变化。

⑧ 判断：听诊器出现的第一声搏动音，此时水银柱所指的刻度，即为收缩压；当搏动音突然变弱或消失，水银柱所指的刻度即为舒张压。

要点说明：若肱动脉高于心脏水平，测得血压值偏低；肱动脉低于心脏水平，测得血压值偏高。必要时脱袖，以免衣袖过紧影响血流，影响血压测量值的准确性。避免倾倒。袖带缠得太松，充气后呈气球状，有效面积变窄，使血压测量值偏高；袖带缠得太紧，未注气已受压，使血压测量值偏低。避免听诊器胸件塞在袖带下，以免局部受压较大和听诊时出现干扰声。肱动脉搏动消失表示袖带内压力大于心脏收缩压，血流被阻断。充气过猛、过快、以免水银溢出和病人不适。充气不足或充气过度都会影响测量结果。放气太慢，使静脉充血，舒张压值偏高；放气太快，未注意到听诊间隔，猜测血压值。眼睛视线保持与水银柱弯月面同一水平。视线低于水银柱弯月面则读数偏高，反之，读数偏低。第一声搏动音出现表示袖带内压力降至与心脏收缩压相等，血流能通过受阻的肱动脉。WHO 规定成人应以动脉搏动音的消失作为判断舒张压的标准。

注意事项

（1）定期检测、校对血压计。测量前，检查血压计：玻璃管无裂损，刻度清晰，加压气球盒橡胶管无老化、不漏气，袖带宽窄合适，水银充足、无断裂；检查听诊器：橡胶管无老化、衔接紧密，听诊器传导正常。

（2）对需持续观察血压者，应做到"四定"，即定时间、定部位、定体位、定血压计，有助于测定的准确性和对照的可比性。

（3）发现血压听不清或异常，应重测。重测时，待水银柱降至"0"点，稍等片刻后再测量。必要时，作双侧对照。

（4）注意测压装置（血压计、听诊器）、测量者、受检者、测量环境等因素引起血压测量的误差，以保证测量血压的准确性。

（5）对血压测量的要求：应相隔 1～2 min 重复测量，取 2 次读数的评价值记录。如果收缩压或舒张压的 2 次读数相差 5 mmHg 以上，应再次测量，取 3 次读数的平均值记录。首诊时要测量两上臂血压，以后通常测量较高读数一侧的上臂血压。

4. 呼吸测量的方法

实验目的

判断呼吸有无异常。动态监测呼吸变化，了解病人呼吸功能状况。协助诊断，为预防、治疗、康复和护理提供依据。

实验步骤

（1）操作前准备：① 评估病人并解释。评估病人的年龄、病情、治疗情况，心理状态及合作程度。向病人及家属解释呼吸测量的目的、方法、注意事项。② 病人准备。了解呼吸测量的目的、方法、注意事项。体位舒适，情绪稳定，保持自然呼吸状态。测量前如有剧烈运动、情绪激动等，应休息 20~30 min 后再测量。③ 环境准备。室温适宜、光线充足、环境安静。④ 操作者准备。衣帽整洁，修剪指甲，洗手，戴口罩。⑤ 用物准备。治疗盘内备表（有秒针）、记录本、笔。必要时备棉花。

（2）核对：携用物至病人床旁，核对病人床号、姓名、腕带。要点说明：确认病人。

（3）体位：舒适。精神放松，避免引起病人的紧张。

（4）方法：护士将手放在病人的诊脉部位似诊脉状，眼睛观察病人胸部或腹部的起伏。要点说明：女性以胸式呼吸为主；男性和儿童以腹式呼吸为主。

（5）观察：呼吸频率（一起一伏为一次呼吸）、深度、节律、音响、形态及有无呼吸困难。

（6）计数：正常呼吸测 30 s，乘以 2。要点说明：异常呼吸病人或婴儿应测 1 min。

（7）记录：将所测呼吸值记录在记录本或者输入到移动护理信息系统的终端设备。

注意事项

（1）呼吸受意识控制，因此测量呼吸前不必解释，在测量过程中不使病人察觉，以免紧张，影响测量的准确性。

（2）危重病人呼吸微弱，可用少许棉花置于病人鼻孔前，观察棉花被吹动的次数，计时为 1 min。

思考题

1. 三种不同部位测量体温的方法有何不同？测量中应注意什么？

2. 测量脉搏过程中有哪些注意事项？

3. 怎样才能做到正确测量血压？测量血压时应注意什么？

实验 3 常用的给药方法

本实验包括口服给药法、药液抽吸法、皮内注射法、肌肉注射法、静脉注射法等常用的给药方法。

1. 口服给药法

口服给药法是临床上最常用、方便、经济、安全、适用范围广的给药方法，药物经口服后被胃肠道吸收入血液循环，从而到达局部治疗和全身治疗的目的。

➕ 实验目的

协助病人遵照医嘱安全、正确地服下药物，以达到减轻症状、治疗疾病、维持正常生理功能、协助诊断和预防疾病的目的。

➕ 实验步骤

（1）操作前准备。

第一，评估病人并解释：① 评估病人的年龄、病情、意识状态及治疗情况。② 评估病人的吞咽能力，有无口腔、食管疾患，有无恶心、呕吐状况。③ 评估病人是否配合服药及遵医行为。④ 评估病人对药物的相关知识了解程度。向病人及家属解释给药目的和服药的注意事项。

第二，药物及用物准备：① 药物准备。病人所需口服药物由中心药房负责准备。病区护士负责把服药车、医生处方送至中心药房，中心药房的药剂师负责摆药、核对，并将服药车上锁，外勤人员将服药车送至病区。② 用物准备。药车、服药本、小药卡、饮水管、水壶（内盛温开水）等。

第三，病人准备：包括了解服药目的、方法、注意事项和配合要点，取舒适体位。

第四，环境准备：包括整洁、安静、舒适、光线充足。

第五，操作者准备：包括衣帽整洁，修剪指甲，洗手，戴口罩。

（2）备齐用物、发药。

① 在规定时间内送药至病人床前。② 将药袋打开，核对药物。③ 核对床号、姓名、腕带，并询问病人名字，得到准确回答后才可发药。④ 协助病人取舒适体位，解释服药目的及注意事项。⑤ 提供温开水，协助病人服药，并确认病人服下。⑥ 药袋

放回时再查对一次。⑦ 发药完毕后，药袋按要求做相应处理，清洁发药车。⑧ 观察与记录，洗手。

要点说明：依据服药本核对药物，准确无误后才能服药。如病人提出疑问，应重新核对后再发药。如病人不在或因故暂不能服药，应将药物带回保管，适时再发货或交班。对危重病人及不能自行服药的病人应喂药；鼻饲病人须将药物碾碎，用水溶解后，从胃管注入，再用少量温开水冲净胃管。防止交叉感染。观察药物疗效，若有异常，及时与医生联系，酌情处理；记录药物名称、剂量、服药的时间及药物疗效、副作用等。

注意事项

（1）严格执行查对制度和无菌操作原则。

（2）需吞服的药物通常用 40~60 ℃ 温开水送下，禁用茶水服药。

（3）婴幼儿、鼻饲或上消化道出血病人所用的固体药，发药前需将药片研碎。

（4）增加或停用某种药物时，应及时告知病人。

（5）注意药物之间的配伍禁忌。

2. 药液抽吸法

实验目的

应用无菌技术，用注射器吸适量药液，为注射做准备。

实验步骤

（1）操作前准备：环境准备包括整洁、安静、舒适、光线充足。操作者准备包括衣帽整洁、修剪指甲、洗手、戴口罩。

药物及用物准备：① 药物准备。病人所需口服药物由中心药房负责准备。病区护士负责把服药车、医生处方送至中心药房，中心药房的药剂师负责摆药、核对，并将服药车上锁，外勤人员将服药车送至病区。② 用物准备。药车、服药本、小药卡、饮水管、水壶（内盛温开水）等。

（2）查对药物：严格执行无菌操作原则和查对制度。

（3）铺无菌盘。

（4）抽吸药液。

自安瓿内抽吸药液。

① 消毒折断：将安瓿尖端药液弹至体部，在安瓿颈部划一锯痕，用 75%乙醇棉签消毒后，垫无菌纱布或棉球折断安瓿。安瓿颈部若有蓝色标记，则无需划痕，用 75%乙醇棉签消毒颈部后，垫无菌纱布或棉球折断安瓿。

② 抽吸药液：持注射器，将针头斜面向下置入安瓿内的液面下，持活塞柄，抽动活塞，抽吸药液。

要点说明：垫无菌纱布或棉球折断安瓿，以防止锐器伤。针头不可触及安瓿外口，针尖斜面向下，利于吸药。抽药时不可触及活塞体部，以免污染药液。

自密封瓶内抽吸药液。

① 消毒瓶塞：除去密闭瓶盖中心部分，常规消毒瓶塞，待干。

② 注入空气：注射器内吸入与所需药液等量的空气，食指固定针栓，将针头插入瓶内，注入空气。

③ 抽药：倒转药瓶，使针头在液面下，吸取药液至所需量。

④ 拔针：以食指固定针栓，拔出针头。

要点说明：增加瓶内压力，利于吸药。

（5）排尽空气：将针头垂直向上，轻拉活塞，使针头内的药液流入注射器，并使气泡集于乳头口，轻推活塞，驱出气体。要点说明：如注射器乳头偏向一边，排气时，使注射器乳头向上倾斜，使气泡集中于乳头根部，驱除气体。

（6）保持无菌：排气毕，再次核对无误后，套上安瓿、密闭瓶或护针帽，放入无菌盘内备用。要点说明：主要防止锐器伤。

注意事项

（1）严格执行查对制度和无菌操作原则。

（2）抽药时不能握住活塞体部，以免污染空筒内壁和药液；排气时不可浪费药液以免影响药量的准确性。

（3）据药液的性质抽吸药液：混悬剂摇匀后立即抽吸；抽吸结晶、粉剂药物时，用无菌生理盐水、注射用水或专用溶媒将其充分溶解后抽吸；油剂可稍加温或双手搓腰瓶（药液遇热易破坏者除外）后，用稍粗针头抽吸。

（4）药液需现用现配，避免药液污染和效价降低。

（5）用尽药液的安瓿或密封瓶不可立即丢弃，以备注射时查对。

3. 皮内注射法

皮内注射法是将少量药液或生物制品注射于表皮与真皮之间的方法。

实验目的

进行药物过敏试验，以观察有无过敏反应。预防接种，如卡介苗。掌握局部麻醉的起始步骤。

➕ 实验步骤

（1）操作前准备：① 评估病人并解释。评估病人的病情、治疗情况、用药史、过敏史、家族史；评估病人的意识状态、心理状态、对用药的认知及合作程度；评估注射部位的皮肤状况。向病人及家属解释皮内注射的目的、方法、配合要点、药物作用及副作用。② 病人准备。了解皮内注射的目的、方法、注意事项、配合要点、药物作用或副作用。取舒适卧位，暴露注射部位。③ 环境准备。包括整洁、安静、舒适、安全。④ 操作者准备。包括衣帽整洁，修剪指甲，洗手，戴口罩，戴手套。⑤ 用物准备。治疗车上层有盛无菌持物镊的无菌容器、皮肤消毒液（75%乙醇）、无菌棉签、无菌纱布或棉球、砂轮、弯盘、启瓶器、无菌盘、1 mL 注射器、针头、药液（按医嘱准备）、做药物过敏试验时备 0.1%盐酸肾上腺素、医嘱卡、一次性橡胶手套、手消毒液。治疗车下层有锐器收集盒、生活垃圾桶、医用垃圾桶。

（2）抽吸药液：按医嘱抽吸药液，置于无菌盘内。严格执行查对制度和无菌操作原则。

（3）床边核对：携用物至病人床旁，核对病人床号、姓名、腕带。要点说明：确认病人。

（4）定位消毒：选择注射部位，用 75%乙醇消毒皮肤，待干。

根据皮内注射的目的选择部位：如药物过敏试验常选用前臂掌侧下段，因该处皮肤较薄，易于注射，且易辨认局部反应；预防接种常选用上臂三角肌下缘；局部麻醉则选择麻醉处。忌用含碘消毒剂消毒，以免着色影响对局部反应的观察与碘过敏反应相混淆。若病人乙醇过敏，可选择 0.9%生理盐水进行皮肤清洁。

（5）核对排气：二次核对，排尽空气。要点说明：操作中查对病人床号、姓名、药名、浓度、剂量、给药方法及时间。

（6）进针推药：左手绷紧局部皮肤，右手以平执式持注射器，针头斜面向上，与皮肤呈 5°进针。待针头斜面完全进入皮内后，放平注射器，左手拇指固定针栓，注入药液 0.1 mL，使局部隆起形成一半球状皮丘，皮肤变白并显露毛孔。要点说明：进针角度不能过大，否则会刺入皮下，影响结果的观察和判断。注入剂量要准确。

（7）拔针观察：注射完毕，迅速拔出针头，勿按压针眼。要点说明：嘱病人勿按揉注射部位，勿离开病室或注射室，20 min 后观察局部反应，做出判断。

（8）再次核对：操作后查对病人床号、姓名、药名、浓度、剂量、给药方法及时间。

（9）操作后处理：协助病人取舒适卧位；清理用物；洗手；记录。要点说明：所用物品须按消毒隔离制度处理，对一次性物品应按规定处理。将过敏试验结构记录在病历上，阳性用红笔标记"＋"，阴性用蓝笔或黑笔标记"－"。

➕ 注意事项

（1）严格执行查对制度和无菌操作制度。

（2）做药物过敏试验前，护士应详细询问病人的用药史、过敏史及家族史，如病人对需要注射的药物有过敏史，则不可做皮试，应及时与医生联系，更换其他药物。

（3）做药物过敏试验，消毒皮肤时忌用含碘消毒剂，以免着色影响对局部反应的观察及与碘过敏反应相混淆。

（4）在为病人做药物过敏试验前，要备好急救药品，以防发生意外。

（5）药物过敏试验结果如为阳性反应，告知病人或家属，不能再用该种药物，并记录在病历上。

（6）如皮试结果不能确认或怀疑假阳性时，应采取对照试验。方法为：更换注射器及针头，在另一前臂相应部位注入 0.1 mL 生理盐水，20 min 后对照观察反应。

4. 皮下注射法

皮下注射法是将少量药液或生物制品注入皮下组织的方法。

实验目的

注入小剂量药物，用于不宜口服给药而需在一定时间内发生药效时，如胰岛素注射。预防接种局部麻醉用药。

实验步骤

（1）操作前准备：① 评估病人并解释。评估病人的病情、治疗情况、用药史、过敏史；评估病人的意识状态、肢体活动能力、对用药的认知及合作程度；评估注射部位的皮肤及皮下组织状况。向病人及家属解释皮下注射的目的、方法、配合要点、药物作用及副作用。② 病人准备。了解皮下注射的目的、方法、注意事项、配合要点、药物作用或副作用。取舒适卧位，暴露注射部位。③ 环境准备。包括整洁、安静、光线适宜，必要时用屏风遮挡病人。④ 操作者准备。包括衣帽整洁，修剪指甲，洗手，戴口罩，戴手套。⑤ 用物准备。治疗车上层有盛无菌持物镊的无菌容器、皮肤消毒液（75%乙醇、2%碘酊、0.5%碘伏）、无菌棉签、无菌纱布或棉球、砂轮、弯盘、启瓶器、无菌盘、1～2 mL 注射器、5～6 号针头、药液（按医嘱准备）、医嘱卡、一次性橡胶手套、手消毒液。治疗车下层有锐器收集盒、生活垃圾桶、医用垃圾桶。

（2）抽吸药液：按医嘱抽吸药液，置于无菌盘内。要点说明：严格执行查对制度和无菌操作原则。

（3）床边核对：携用物至病人床旁，核对病人床号、姓名、腕带。要点说明：确认病人。

（4）定位消毒：选择注射部位，常规消毒皮肤，待干。要点说明：常选择的注射部位有上臂三角肌下缘、两侧腹壁、后背、大腿前侧、外侧等部位。

（5）核对排气：二次核对，排尽空气。要点说明：操作中查对病人床号、姓名、药名、浓度、剂量、给药方法及时间。

（6）进针推药：一手绷紧局部皮肤，一手持注射器，以食指固定针栓，针头斜面向上，与皮肤呈 30～40°角，将针梗的 1/2～2/3 快速刺入皮下。松开绷紧皮肤的手，抽动活塞，如无回血，缓慢注射药液。要点说明：进针角度不宜超过 45°，以免刺入肌层。确保针头未刺入血管内。

（7）拔针按压：注射完毕，用无菌干棉签轻压针刺处，迅速拔出针头按压至不出血为止。

（8）再次核对：操作后查对病人床号、姓名、药名、浓度、剂量、给药方法及时间。

（9）操作后处理：协助病人取舒适卧位；清理用物；洗手；记录。要点说明：所用物品须按消毒隔离制度处理，对一次性物品应按规定处理。记录注射时间，药物名称、浓度、剂量，病人的反应。

注意事项

（1）严格执行查对制度和无菌操作制度。
（2）刺激性强的药物不宜用皮下注射。
（3）长期皮下注射者，应有计划地经常更换注射部位，防止局部产生硬结。
（4）过于消瘦者，护士可捏起局部组织，适当减小进针角度。

5. 肌肉注射法

肌肉注射法是将一定量药液注入肌肉组织的方法。注射部位一般选择肌肉丰厚且距大血管及神经较远处。常用的部位为臀大肌，其次为臀中肌、臀小肌、股外侧肌及上臂三角肌。

实验目的

用于不宜或不能静脉注射，且要求比皮下注射更快发生疗效时。

实验步骤

（1）操作前准备：① 评估病人并解释。评估病人的病情、治疗情况、用药史、过敏史；评估病人的意识状态、肢体活动能力、对用药的认知及合作程度；评估注射部位的皮肤及肌肉组织状况。向病人及家属解释肌肉注射的目的、方法、配合要点、药物作用及副作用。② 病人准备。了解肌肉注射的目的、方法、注意事项、配合要点、药物作用或副作用。取舒适卧位，暴露注射部位。③ 环境准备。包括整洁、安静、光线适宜，必要时用屏风遮挡病人。④ 操作者准备。包括衣帽整洁，修剪指甲，洗手，戴口罩，戴手套。⑤ 用物准备。治疗车上层有盛无菌持物镊的无菌容器、皮肤消毒液（75%乙醇、2%碘酊、0.5%碘伏）、无菌棉签、无菌纱布或棉球、砂轮、弯盘、启瓶器、无菌盘、2~5 mL 注射器、6~7 号针头、药液（按医嘱准备）、医嘱卡、一次性橡胶手套、手消毒液。治疗车下层有锐器收集盒、生活垃圾桶、医用垃圾桶。

（2）抽吸药液：按医嘱抽吸药液，置于无菌盘内。要点说明：严格执行查对制度和无菌操作原则。

（3）床边核对：携用物至病人床旁，核对病人床号、姓名、腕带。要点说明：确认病人。

（4）安置体位：根据病情不同采取侧卧位、俯卧位、仰卧位或坐位。要点说明：为使局部肌肉放松，病人侧卧位时上腿伸直，下腿稍弯曲；俯卧位时足尖相对，足跟分开，头偏向一侧；坐位时椅子稍高，便于操作；仰卧位常用于危重及不能翻身病人。

（5）定位消毒：选择注射部位，常规消毒皮肤，待干。要点说明：根据病人病情、年龄、药液性质选择注射部位。

（6）核对排气：二次核对，排尽空气。操作中查对病人床号、姓名、药名、浓度、剂量、给药方法及时间。

（7）进针推药：左手拇、食指绷紧局部皮肤，右手以执笔式持注射器，中指固定针栓，将针梗的 1/2~2/3 快速刺入皮下。松开绷紧皮肤的手，抽动活塞，如无回血，缓慢注射药液。要点说明：消瘦者及患儿进针深度酌减。切勿将针头全部刺入，以防针梗从根部衔接处折断，难以取出。确保针头未刺入血管内。

（8）拔针按压：注射完毕，用无菌干棉签轻压针刺处，迅速拔出针头按压至不出血为止。

（9）再次核对：操作后查对病人床号、姓名、药名、浓度、剂量、给药方法及时间。

（10）操作后处理：协助病人取舒适卧位。清理用物。洗手。记录。要点说明：所用物品须按消毒隔离制度处理，对一次性物品应按规定处理。记录注射时间，药物名称、浓度、剂量，病人的反应。

注意事项

（1）严格执行查对制度和无菌操作制度。

（2）两种或两种以上药物同时注射时，注意配伍禁忌。

（3）对 2 岁以下婴幼儿不宜选用臀大肌注射，因其臀大肌尚未发育好，注射时有损伤坐骨神经的危险，最好选择股外侧肌、臀中肌和臀小肌注射。

（4）注射中若针头折断，应先稳定病人情绪，并嘱其保持原位不动，固定局部组织，以防断针移位，同时尽快用无菌血管钳夹住断端取出；如断端全部买入肌肉，应速请外科医生处理。

（5）对需长期注射者，应交替更换注射部位，并选用细长针头，以避免或减少硬结的发生。

6. 静脉注射法

静脉注射法是自静脉注入药液的方法。常用的静脉包括四肢浅静脉、头皮静脉、股静脉。

实验目的

注入药物，用于药物不宜口服、皮下注射、肌内注射或需迅速发挥药效时。药物因浓度高、刺激性大、量多而不宜采取其他注射方法。注入药物做某些诊断性检查。静脉营养治疗。

实验步骤

（1）操作前准备：① 评估病人并解释。评估病人的病情、治疗情况、用药史、过敏史；评估病人的意识状态、肢体活动能力、对用药的认知及合作程度；评估注射部位的皮肤状况、静脉充盈度及管壁弹性。向病人及家属解释静脉注射的目的、方法、配合要点、药物作用及副作用。② 病人准备。了解静脉注射的目的、方法、注意事项、配合要点、药物作用或副作用。取舒适体位，暴露注射部位。③ 环境准备。包括整洁、安静、光线适宜，必要时用屏风遮挡病人。④ 操作者准备。包括衣帽整洁，修剪指甲，洗手，戴口罩，戴手套。⑤ 用物准备。治疗车上层有盛无菌持物镊的无菌容器、皮肤消毒液（75%乙醇、2%碘酊、0.5%碘伏）、无菌棉签、无菌纱布或棉球、砂轮、弯盘、启瓶器、止血带、一次性垫巾、无菌盘、注射器（规格视药量而定）、6~9 号针头、药液（按医嘱准备）、医嘱卡、一次性橡胶手套、无菌手套（股静脉注射使用）、手消毒液。治疗车下层有锐器收集盒、生活垃圾桶、医用垃圾桶。

（2）抽吸药液：按医嘱抽吸药液，置于无菌盘内。要点说明：严格执行查对制度和无菌操作原则。

（3）床边核对：携用物至病人床旁，核对病人床号、姓名、腕带。要点说明：确认病人。

（4）实施注射：

四肢浅静脉注射。

① 定位消毒：选择合适静脉，在穿刺部位下方放置一次性垫巾，在穿刺部位上方（近心端）约 6 cm 处扎紧止血带，常规消毒皮肤，待干。

② 核对排气：二次核对，排尽空气。

③ 进针穿刺：嘱病人轻握拳，以左手拇指绷紧静脉下端皮肤，使其固定。右手持注射器，食指固定针栓（若使用头皮针，手持头皮针小翼），针头斜面向上，与皮肤呈 15~30°角自静脉上方或侧方刺入皮下，再沿静脉走向滑行刺入静脉，见回血，可再沿静脉走行进针少许。

④ 两松固定：松开止血带，病人松拳，固定针头（如为头皮针，用胶布固定）。

⑤ 推注药液：缓慢推注药液，注药过程中要试抽回血，以检查针头是否仍在静脉内。

⑥ 拔针按压：注射毕，用无菌干棉签轻压针刺处，快速拔针后按压至不出现为止。

要点说明：选择粗直、弹性好、易于固定的静脉，避开关节和静脉瓣。以手指探明静脉走向及深浅。对需长期注射者，应有计划地由小到大，由远心端到近心端选择静脉。操作中查对病人床号、姓名、药名、浓度、剂量、给药方法及时间。穿刺时应沉着，切勿乱刺，一旦出现局部血肿，立即拔出针头，按压局部，另选其他静脉重新穿刺。注射对组织有强烈刺激性的药物，穿刺时应使用抽有生理盐水的注射器及针头，注射穿刺成功后，先注入少量生理盐水，证实针头确在静脉内，再换上抽有药液的注射器进行推药（针头不换），以免药液外溢而致组织坏死。根据病人年龄、病情及药物性质，掌握注药速度，并随时听取病人主诉，观察局部情况及病情变化。

小儿头皮静脉注射。

① 安置体位：患儿取仰卧或侧卧位。

② 定位消毒：选择合适头皮静脉，常规消毒皮肤，待干。

③ 核对排气：二次核对，排尽空气。

④ 穿刺注射：由助手固定患儿头部。术者左手拇、食指固定静脉两端，右手持头皮针小翼，沿静脉向心方向平行刺入，见回血后推药少许。如无异常，用胶布固定针头，缓慢注射药液。

⑤ 拔针按压：注射毕，用无菌干棉签轻压针刺处，快速拔针后按压至不出现为止。

要点说明：必要时剃去注射部位毛发。操作中查对病人床号、姓名、药名、浓度、剂量、给药方法及时间。注射过程中注意约束患儿，防止其抓拽注射部位。注药过程中要试抽回血，以检查针头是否仍在静脉内。如有局部疼痛或肿胀隆起，回抽无回血，提示针头滑出静脉，应拔出针头，更换部位，重新穿刺。

股静脉注射。

① 安置体位：协助病人取仰卧位，下肢伸直略外展外旋。

② 定位消毒：在腹股沟中内 1/3 交界处，用左手触得股动脉搏动最明显处，股静脉位于股动脉内侧 0.5 cm 处，常规消毒局部皮肤，左手戴无菌手套。

③ 核对排气：二次核对，排尽空气。

④ 穿刺注射：左手再次扪及股动脉搏动最明显部位并予固定。右手持注射器，针头与皮肤呈 90 或 45°角，在股动脉内侧 0.5 cm 处刺入，抽动活塞见有暗红色回血，提示针已进入股静脉，固定针头，注入药液。

⑤ 拔针按压：注射毕，拔出针头。局部用无菌纱布加压止血 3 ~ 5 min，然后用胶布固定。

要点说明：操作中查对病人床号、姓名、药名、浓度、剂量、给药方法及时间。如抽出血液为鲜红色，提示针头进入股动脉，应立即拔出针头，用无菌纱布紧压穿刺处 5 ~ 10 min，直至无出血为止。以免引起出血或形成血肿。

（5）再次核对：操作后查对病人床号、姓名、药名、浓度、剂量、给药方法及时间。

（6）操作后处理：协助病人取舒适卧位；清理用物；洗手；记录。要点说明：记录注射时间，药物名称、浓度、剂量，病人的反应。

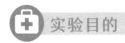 注意事项

（1）严格执行查对制度和无菌操作制度。

（2）长期静脉注射者要保护血管，应有计划地由远心端向近心端选择静脉。

（3）注射对组织有强烈刺激性的药物，一定要确认针头在静脉内后方可推注药液，以免药液外溢导致组织坏死。

（4）股静脉注射时如误入股动脉，应立即拔出针头，用无菌纱布紧压穿刺处 5 ~ 10 min，直至无出血为止。

（5）根据病情及药物性质，掌握推药速度，若需要长时间、微量、均匀、精确地注射药物，有条件的医院可选用微量注射泵，更为安全可靠。

思考题

1. 在执行给药过程中，如何做到安全用药？

2. 在执行肌内注射时，如何做到无菌、无错和无痛？

3. 2 岁以下婴幼儿为何不宜选择臀大肌进行肌内注射？其肌内注射的部位应如何定位？

实验 4　冷热敷处理方法

冷、热疗法是通过高于或低于人体温度的物质作用于体表皮肤，达到局部和全身效果的一种治疗方法。在实施冷、热疗法前应了解冷、热疗法的相关知识，确保病人安全。

1. 冷湿敷方法

实验目的

止血、消炎、消肿、止痛。

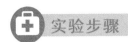 实验步骤

（1）操作前准备：① 评估病人并解释。评估年龄、病情、体温、治疗情况、局部皮肤状况、活动能力、合作程度及心理状态。向病人及家属解释使用冷湿敷的目的、方法、配合要点。② 病人准备。了解冷湿敷使用的目的、方法、注意事项、配合要点。体位舒适、愿意合作。③ 环境准备。包括室温适宜，酌情关闭门窗，必要时用屏风或床帘遮挡。④ 操作者准备。包括衣帽整洁，修剪指甲，洗手，戴口罩。⑤ 用物准备。治疗车上层有治疗盘内备敷布 2 块、凡士林、纱布、棉签、一次性治疗巾、手套、换药用物；治疗盘外备盛放冰水的容器，手消毒液。治疗车下层有生活垃圾桶、医用垃圾桶。

（2）核对：携用物至病人床旁，核对病人床号、姓名、腕带。要点说明：确认病人。

（3）患处准备：病人取舒适卧位，暴露患处，垫一次性治疗巾于受敷部位下，受敷部位涂凡士林，上盖一层纱布。要点说明：保护皮肤及床单位。必要时用屏风或床帘遮挡，保护病人隐私。

（4）冷敷：戴上手套，将敷布浸入冰水中后拧至半干。抖开敷布敷于患处。每 3 ~ 5 min 更换一次敷布，持续 15 ~ 20 min。要点说明：敷布须浸透，拧至不滴水为度。若冷敷部位为开放性伤口，须按无菌技术处理伤口。确保冷敷效果，以防产生继发效应。

（5）观察：局部皮肤变化及病人反应。

（6）操作后处理：擦干冷敷部位，擦掉凡士林，脱去手套。协助病人取舒适体位，整理床单位。用物处理，消毒后备用。

（7）洗手并记录：记录冷敷的部位、时间、效果、病人的反应等，便于评价。

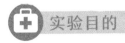 注意事项

（1）注意观察局部皮肤情况及病人反应。
（2）敷布湿度得当，以不滴水为度。
（3）若为降温，则使用冷湿敷 30 min 后应测量体温，并将体温记录在体温单上。

2. 热湿敷方法

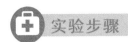 实验目的

解痉、消炎、消肿、止痛。

实验步骤

（1）操作前准备：① 评估病人并解释。评估病人年龄、病情、体温、治疗情况、局部皮肤状况、伤口情况，活动能力、合作程度及心理状态。向病人及家属解释使用热湿敷的目的、方法、配合要点。② 病人准备。了解热湿敷使用的目的、方法、注意事项、配合要点。体位舒适、愿意合作。③ 环境准备。包括调节室温，酌情关闭门窗，必要时用屏风或床帘遮挡。④ 操作者准备。包括衣帽整洁，修剪指甲，洗手，戴口罩。⑤ 用物准备。治疗车上层有治疗盘内备敷布 2 块、凡士林、纱布、棉签、一次性治疗巾、棉垫、水温计、手套；治疗盘外备：热水瓶，脸盆（内盛放热水），手消毒液。必要时备大毛巾、热水袋、换药用物。治疗车下层有生活垃圾桶、医用垃圾桶。

（2）核对：携用物至病人床旁，核对病人床号、姓名、腕带。要点说明：确认病人。

（3）患处准备：病人取舒适卧位，暴露患处，垫一次性治疗巾于受敷部位下，受敷部位涂凡士林，上盖一层纱布。要点说明：保护皮肤及床单位。必要时用屏风或床帘遮挡，保护病人隐私。

（4）热湿敷：戴上手套，将敷布浸入热水中后拧至半干。抖开，折叠敷布敷于患处，上盖棉垫。每 3 ~ 5 min 更换一次敷布，持续 15 ~ 20 min。要点说明：水温为 50 ~ 60 ℃，拧至不滴水为度，放在手腕内侧试温，以不烫手为宜。及时更换盆内热水维持水温，若病人感觉过热，可掀起敷布一角散热。若热敷部位有伤口，须按无菌技术处理伤口。以防产生继发效应。

（5）观察：效果及反应。要点说明：观察皮肤颜色，全身情况，以防烫伤。

（6）操作后处理：敷毕，轻轻拭干热敷部位，脱去手套。协助病人取舒适体位，整理床单位。用物处理，消毒后备用。要点说明：勿用摩擦方法擦干，因皮肤长时间处于湿热气中容易破损。

（7）洗手并记录：记录热敷的部位、时间、效果、病人的反应等，便于评价。

注意事项

（1）若病人热敷部位不禁忌压力，可用热水袋放置在敷布上再盖以大毛巾，以维持温度。

（2）面部热敷者，应间隔 30 min 后方可外出，以防感冒。

思考题

1. 冷疗时的注意事项以及禁忌部位有哪些？
2. 急性腹痛的患者能否采用热湿敷的方式来缓解疼痛？

实验 5　导尿方法

实验目的

为尿潴留患者放出尿液，以减轻痛苦。

实验步骤

（1）操作前准备：① 评估病人并解释。评估病人年龄、病情、体温、治疗情况、活动能力、合作程度及心理状态。向病人及家属解释使用导尿术的目的、方法、配合要点。② 病人准备。了解导尿术使用的目的、方法、注意事项、配合要点。能下床活动的患者，嘱其自行清洗外阴；若不能，则协助冲洗。③ 环境准备。包括关闭门窗，放下窗帘，必要时用屏风遮挡，保持合适的室温。④ 操作者准备。包括衣帽整洁，修剪指甲，洗手，戴口罩。⑤ 用物准备。治疗车上层有治疗盘内无菌导尿包（内装单腔导尿管 2 根，血管钳 2 把、小药杯内放棉球数个、液状石蜡棉球数个、孔巾、弯盘 2 个、有盖标本瓶或试管、纱布数块）和会阴消毒包（治疗碗内盛棉球数个、血管钳、纱布数块、弯盘），无菌持物钳及持物筒、一次性手套和无菌手套各一副、络合碘、弯盘、橡胶单、治疗巾、笔、记录单、便盆及便盆巾，必要时准备屏风。按方便操作的原则放好所需用物。治疗车下层有生活垃圾桶、医用垃圾桶。

（2）核对：携用物至病人床旁，核对病人床号、姓名、腕带。要点说明：确认病人。

（3）体位位置：将床尾盖被翻至患者耻骨联合上。协助患者取屈膝仰卧位，两腿略向外展，露出外阴。要点说明：用屏风或床帘遮挡，保护病人隐私。

（4）清洁外阴。

① 男性患者：右手持血管钳夹络合碘棉球消毒阴阜、阴茎、阴囊。左手用无菌纱布裹住并提起阴茎，将包皮向后推，露出尿道口，右手持血管钳夹络合碘棉球消毒外阴。消毒顺序：尿道口、龟头、阴茎颈、阴茎体、阴茎根部、阴囊、耻骨联合和腹股沟。每个棉球限用一次。

② 女性患者：右手持血管钳夹络合碘棉球消毒阴阜和大阴唇。左手分开大阴唇，右手持血管钳夹络合碘棉球消毒小阴唇及尿道口。消毒顺序：由外向内、自上而下。每个棉球限用一次。

（5）插导尿管。

① 男性患者：左手用无菌纱布包裹阴茎，将包皮向后推，露出尿道口，再次自尿道口向外旋转消毒。左手用无菌纱布提起阴茎与腹壁呈 60°角，用血管钳夹持导尿管，插入尿道口 20 ~ 22 cm，见尿液流出，再插入 1 ~ 2 cm。

消毒顺序：尿道口、龟头、阴茎颈、尿道口。每个棉球限用一次。

如果插管过程中有阻力，叮嘱患者深呼吸，再缓慢插入，忌用蛮力。如果阻力仍然存在，应停止操作，报告责任护士。

②女性患者：用左手拇指、食指分开并固定大阴唇，右手持血管钳夹络合碘棉球分别消毒尿道口及双侧小阴唇。用血管钳夹持导尿管，插入尿道口 4~6 cm，见尿液流出，再插入 1~2 cm。

消毒顺序：由外向内、自上而下。每个棉球限用一次。

如果插管过程中有阻力，叮嘱患者深呼吸，再缓慢插入，忌用蛮力。如果阻力仍然存在，应停止操作，报告责任护士。

（5）观察：尿液引入无菌弯盘内，每次放尿量不超过 1 000 mL。

（6）操作后处理：导尿完毕，轻轻拔出导尿管，用无菌纱布擦净外阴，撤下孔巾。用物处理，消毒后备用。

（7）洗手、记录：记录导尿时间、容量、病人的反应等，便于评价。

注意事项

（1）用物必须严格消毒灭菌，按无菌操作进行，防止尿路感染。

（2）保护患者隐私，耐心解释，操作环境要遮挡。

（3）选择光滑而粗细适宜的导尿管。插管动作轻柔，以免损伤尿道黏膜。

（4）为女患者导尿时，如误入阴道，应更换导尿管重新插入。

（5）若膀胱高度充盈且又极度虚弱的患者，第一次导尿不应超过 1 000 mL，防止因腹腔内压力突然降低，血液大量滞留在腹腔血管内，导致血压下降而虚脱；又因为膀胱内突然减压，引起黏膜急剧充血而发生血尿。

思考题

1. 为男患者和女患者进行留置导尿管术的不同点有哪些？
2. 为什么导尿前需要彻底清洁外阴？

第九章

常用应急救护实验

应急救护（紧急救治）是指当有任何突发疾病或灾害事故时，施救者在专业人员到达前，立足于"第一时间"（4 min以内）的紧急抢救，按医学护理的原则，利用现场适用物资，为伤病员提供初步、及时有效的救护措施，不仅包括伤病员受伤的身体和疾病的初步救护，也包括对伤病员的心理救助。现场及时正确的救护，能最大限度地挽救生命，减少疾病继续发展和继发性损伤，有利于后期治疗和身体恢复。健康管理人员应掌握基本的应急救护方法或技术。常用应急救护实验内容包括心肺复苏、洗胃、院外急救止血、伤口包扎、伤员搬运及人工呼吸器使用。

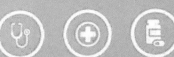

实验 1 心脏复苏方法

心肺复苏是对由于外伤、疾病、中毒、意外低温、淹溺和电击等各种原因，导致呼吸停止、心跳停搏，必须紧急重建和促进心脏、呼吸有效功能恢复的一系列措施。

➕ 实验目的

通过实施基础生命支持技术，建立病人的循环、呼吸功能。保证重要脏器的血液供应，尽快促进心跳、呼吸功能的恢复。

➕ 实验步骤

1. 确认现场安全、识别心脏骤停

双手轻拍病人，并在病人耳边大声呼唤，无呼吸或仅有喘息，10 s 内可同时检测呼吸和脉搏。

要点说明：确保现场对施救者和病人均是安全的。检查病人有无反应或呼吸不正常。触摸脉搏一般不少于 5 s，不多于 10 s。

2. 启动应急反应系统

呼叫旁人帮忙/（如果适用）通过移动通信设备。

要点说明：如在院内，第一时间启动院内应急系统；自取或请他人取得 AED 及急救设备。

3. 启动复苏

（1）如没有正常呼吸，有脉搏，给予人工呼吸，每 5～6 s 进行 1 次呼吸，或 10～12 次/min。

（2）无呼吸（或仅有喘息），无脉搏，启动心肺复苏。

要点说明：如果 2 min 后，仍未启动应急反应系统，则启动。继续人工呼吸：约每 2 min 检查一次脉搏，如果没有脉搏，开始心肺复苏。

4. 摆放体位

仰卧位于硬板床或地上，如是卧于软床上的病人，其肩背下需垫心脏按压板，去枕、头后仰。

要点说明：注意避免随意移动病人；该体位有助于胸外心脏的有效性；避免误吸，有助于呼吸。

5. 解开束缚

解开衣领口、领带、围巾及腰带。

6. 胸外心脏按压术（单人法）

（1）抢救者站在或跪于病人一侧。

（2）按压部位及手法：以两乳头中点为按压点；定位手掌根部接触病人胸部皮肤，另一手搭在定位手手背上，双手重叠，十指交叉相扣，定位手的 5 个手指翘起。

（3）按压方法：双肘关节伸直，依靠操作者的体重、肘及臂力，有节律地垂直施加压力；每次按压后迅速放松，放松时手掌根不离开胸壁使胸廓充分回弹。

（4）按压深度：成人 5～6 cm（即不少于 5 cm，也不超过 6 cm），儿童、婴儿至少胸部前后径的 1/3，儿童大约 5 cm，婴儿大约 4 cm。

（5）按压频率：100～120 次/min。

要点说明：间接压迫左右心室，以替代心脏的自主收缩；部位应准确，避免偏离胸骨而引起肋骨骨折。按压力量适度，姿势正确，两肘关节固定不动，双肩位于双手臂的正上方。施救者必须避免在按压间隙依靠在病人身上，迅速解除压力，使胸骨自然复位。按压有效性判断：① 能扪及大动脉搏动，血压维持在 8 kPa 以上；② 口唇、面色、甲床等颜色由发绀转为红润；③ 室颤波由细小变为粗大，甚至恢复窦性心律；④ 瞳孔随之缩小，有时可有对光反应；⑤ 呼吸逐渐恢复；⑥ 昏迷变浅，出现反射或挣扎。

7. 人工呼吸

（1）开放气道：清除口腔、气道内的分泌物或异物，有义齿者应取下。

要点说明：有利于呼吸道通畅，可在胸外心脏按压前快速进行。

（2）开放气道方法。

① 仰头提颏法：抢救者一手的小鱼际置于病人前额，用力向后压使其头部后仰，另一手食指、中指置于病人的下颌骨下方，将颏部向前上抬起。

② 仰头抬颈法：抢救者一手抬起病人颈部，另一手以小鱼际部位置于病人前额，使其头后仰，颈部上托。

③ 双下颌上提法：抢救者双肘置于病人头部两侧，持双手食、中、无名指放在病人下颌角后方，向上或向后抬起下颌。

要点说明：使舌根上提，解除舌后坠保持呼吸道畅通。注意手指不要压向颏下软组织深处，以免阻塞气道。头、颈部损伤病人禁用。病人头保持正中位，不能使头后仰，不可左右扭动；适用于怀疑有颈部损伤病人。

（3）人工呼吸频率：每 5~6 s 进行 1 次呼吸，按压与人工呼吸的比为 30：2。

① 口对口人工呼吸法：在病人口鼻盖一单层纱布/隔离膜；抢救者用保持病人头后仰的拇指和食指捏住病人鼻孔。双唇包住病人口部（不留空隙），吹气，使胸廓扩张。吹气毕，松开捏鼻孔的手，抢救者头稍抬起，侧转换气，同时注意观察胸部复原情况。

② 口对鼻人工呼吸法：用仰头抬颏法，同时抢救者用举颏的手将病人口唇闭紧。深吸一口气，双唇包住病人鼻部吹气，吹气的方法同口对口鼻人工呼吸法。

要点说明：给予病人足够的通气，每次须使胸廓隆起。首先口对口人工呼吸法。单层纱布为防止交叉感染。保持病人头后仰可防止吹气时气体从口鼻逸出。病人借助肺和胸廓的自行回缩将气体排出；每次吹气时间不超过 2 s；有效指标：病人胸部起伏，且呼气时听到或感到有气体逸出。口对鼻人工呼吸法用于口腔严重损伤或牙关紧闭病人。抢救者用举颏的手将病人口唇闭紧防止吹气时气体由口唇逸出。口对口鼻人工呼吸法适用于婴幼儿，抢救者双唇包住病人口鼻防止吹气时气体由口鼻逸出；吹气时间要短，均匀缓缓吹气，防止气体进入胃部，引起胃膨胀。

注意事项

在发现无呼吸或不正常呼吸的心脏骤停成人病人，应立即启动紧急救护系统，立即进行 CPR。

思考题

1. 心肺复苏成功的有效指征有哪些？
2. 心肺复苏常见的并发症有哪些？应如何避免这些并发症？

实验 2　洗胃方法

洗胃是将胃管插入病人胃内，反复注入和吸出一定量的溶液，以冲洗并排除胃内容物，减轻或避免吸收中毒的胃灌洗方法。

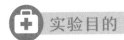 实验目的

　　解毒并清除胃内毒物或刺激物，减少毒物吸收，还可利用不同灌洗液进行中和解毒，用于急性食物或药物中毒。服毒后 4~6 h 内洗胃最有效。幽门梗阻病人饭后常有滞留现象，引起上腹胀满、不适、恶心、呕吐等症状，通过洗胃，减轻潴留物对胃黏膜的刺激，减轻胃黏膜水肿、炎症。

 实验步骤

　　（1）操作前准备：① 评估病人并解释。评估病人年龄、病情、医疗诊断、意识状态、生命体征等；评估病人口鼻黏膜有无损伤，有无活动义齿；评估病人心理状态以及对洗胃的耐受能力、合作程度、知识水平、既往经验等。向病人及家属解释洗胃的目的、方法、配合要点。② 病人准备。了解热洗胃的目的、方法、注意事项、配合要点。体位舒适。③ 环境准备。包括安静、整洁、光线明亮、温度适宜。④ 操作者准备。包括衣帽整洁，修剪指甲，洗手，戴口罩。⑤ 用物准备。治疗盘内置有量杯（或水杯）、压舌板、水温计、弯盘、防水布。水桶 2 只分别盛洗胃液、污水。洗胃溶液：按医嘱根据毒物性质准备洗胃溶液。一般用量为 10 000~20 000 mL，将洗胃溶液温度调节到 25~38 ℃范围内为宜。为病人准备洗漱用物。
　　（2）核对：携用物至病人床旁，核对病人床号、姓名、腕带。要点说明：确认病人。
　　（3）洗胃。
　　① 体位：协助病人取坐位。
　　② 准备：围好围裙、取下义齿、置污物桶于病人座位前或床旁。
　　③ 自饮灌洗液：指导病人每次饮液量约 300~500 mL。
　　④ 催吐：自呕或（和）用压舌板刺激舌根催吐。
　　⑤ 结果：反复自饮→催吐，直至吐出的灌洗液澄清无味。
　　要点说明：用于服毒量少的清醒合作者。吐出灌洗液澄清无味表示毒物已基本洗干净。
　　（4）观察：洗胃过程中，随时注意洗出液的性质、颜色、气味、量及病人面色、脉搏、呼吸和血压的变化。要点说明：如病人有腹痛、休克、洗出液呈血性，应立即停止洗胃，采取相应的急救措施。
　　（5）拔管：洗毕，反折胃管，拔出。要点说明：防止管内液体误入气管。
　　（6）整理：协助病人漱口、洗脸，帮助病人取舒适卧位；整理床单位、清理用物。要点说明：促进病人舒适。
　　（7）记录：灌洗液名称、量，洗出液的颜色、气味、性质、量，病人的全身反应。
　　要点说明：幽门梗阻病人洗胃，可在饭后 4~6 h 或空腹进行。记录胃内潴留量，便于了解梗阻程度；胃内潴留量 = 洗出量 - 灌入量。

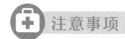 **注意事项**

（1）首先注意了解病人中毒情况，如病人中毒的时间、途径，毒物种类、性质、量等，是否呕吐。

（2）准确掌握洗胃禁忌证和适应证。① 适应证：非腐蚀性毒物中毒，如有机磷、安眠药、重金属类、生物碱及食物中毒等。② 禁忌证：强腐蚀性毒物（如强酸、强碱）中毒、肝硬化伴食管胃底静脉曲张、胸主动脉瘤、近期内有上消化道出血及胃穿孔、胃癌等。病人吞服强酸、强碱等腐蚀性药物，禁忌洗胃，以免造成穿孔。可按医嘱给予药物或迅速给予物理性对抗剂，如牛奶、豆浆、蛋清、米汤等以保护胃黏膜。上消化道溃疡、食管静脉曲张、胃癌等病人一般不洗胃，昏迷病人洗胃应谨慎。

（3）急性中毒病例，应紧急采用"口服催吐法"，必要时进行洗胃，以减少中毒物的吸收。插管时，动作要轻、快，切勿损伤食管黏膜或误入气管。

（4）当中毒物质不明时，洗胃溶液可选用温开水或生理盐水。待毒物性质明确后，再采用对抗剂洗胃。

（5）洗胃过程中应随时观察病人的面色、生命体征、意识、瞳孔变化、口、鼻腔黏膜情况及口中气味等。洗胃并发症包括急性胃扩张、胃穿孔、大量低渗液洗胃致水中毒、水及电解质紊乱、酸碱平衡失调、昏迷病人误吸或过量胃内液体返流致窒息、迷走神经兴奋致反射性心脏骤停，及时观察并做好相应的急救措施，并做好记录。

（6）注意病人的心理状态、合作程度及对康复的信心。向病人讲述操作过程中可能会出现不适，如恶心等，希望得到病人的合作；告知病人和家属有误吸的可能与风险，取得理解；向其介绍洗胃后的注意事项，对自服毒物者，耐心劝导，做针对性心理护理，帮助其改变认知，要为病人保守秘密与隐私，减轻其心理负担。

（7）洗胃后注意病人胃内毒物清除状况，中毒症状有无得到缓解或控制。

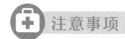 **思考题**

1. 洗胃的目的是什么？
2. 洗胃的适应证和禁忌证是什么？

实验 3 **院外止血方法**

出血可分为外出血和内出血两种，外出血是体表可见的，当血管破裂后，血液经皮肤损伤处流出体外。内出血是体表不可见的，血液由破裂的血管流入组织、脏器或体腔内。根据出血的血管种类可分为：动脉出血、静脉出血及毛细血管出血三种。动脉出血的血色鲜红，出血呈喷射状，与脉搏节律相同，危险性大。静脉出血的血色暗红，血流较慢，呈持续状，不断流出，危险性较动脉出血小。毛细血管出血的血色鲜红，血液从整个伤口创面渗出，一般不易找到出血点，常可自动凝固而止血，危险性小。

一般情况下，一个成年人失血量在 500 mL 时，可能没有明显的症状。当失血量在 800 mL（20%血容量）以上时，伤者会出现轻度休克症状。当失血量在 800~1 600 mL（20%~40%血容量）以上时，伤者会出现中度休克症状。当失血量超过 1 600 mL（40%）时，伤者会出现重度休克症状，危及生命。

 实验目的

创伤出血是最常遇到的意外伤害。在急救人员到来前，根据现场条件及时有效地为伤员止血，是挽救生命的必要措施。本实验学习出血的种类及意义，掌握创伤出血的院外止血方法。

实验步骤

（1）操作前准备：止血材料有无菌敷料、绸带、三角巾、创可贴、止血带，也可用毛巾、手绢、布料、衣物等代替。操作者在处理伤口前应洗手，尽可能戴医用手套或不透水的塑料手套，戴口罩。

（2）少量出血的处理：伤口出血不多时，可做简单的处理。① 用清水、肥皂将伤口周围冲洗干净，用干净柔软的纱布或毛巾将伤口周围擦干。② 表面伤口应用干净的水冲洗或利用自来水压力冲洗创面。③ 用创可贴或干净的纱布、手绢包扎伤口，避免用药棉或有绒毛的布直接覆盖伤面。

（3）严重出血的处理：面临严重出血的伤员，应呼叫救护车，并给予立即止血。

直接压迫止血：① 快速检查伤员伤口内有无异物，取出表浅的小异物。② 用干净的纱布块或手帕（或其他干净布料）作为敷料，覆盖伤口，用手持续用力、直接压迫止血。③ 敷料被血液湿透，不要更换，再用敷料在原敷料上覆盖，继续压迫止血，等待医护人员到达。该法适用于头、颈部和四肢的动脉出血。根据动脉的走向，在出血伤口的近心端，通过用手指压迫血管，使血管闭合而达到临时止血的目的，然后再选择其他的止血方法。

加压包扎止血：急救中最常用的止血方法之一。适用于小动脉、静脉及毛细血管出血。① 用消毒纱布或干净的手帕、毛巾、衣物等敷于伤口上，敷料应超过伤口周围 3 cm。② 用三角巾或绷带加压包扎。③ 检查四肢末端血液循环，压力以能止住血而又不影响伤肢的血液循环为合适。④ 若伤处有骨折、关节脱位、伤口内有碎骨存在时不用此法。

止血带止血法：当遇到四肢大动脉出血，使用上述方法止血无效时或危及生命时采用，不到万不得已时不要采用止血带止血。使用止血带的救护员应接受过专门的急救训练，常用的止血带有橡皮带、布条止血带等。操作要点：指压止血后先将患肢抬高 2 分钟，指导伤员用健肢指压止血，在扎止血带部位（上肢在上臂上 1/3 段，下肢

在大腿上 2/3 段）垫衬垫，扎止血带压力均匀、适度，以刚阻止动脉血液流动为度，手法正确，扎止血带的部位和时间要有明显的记录。

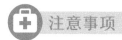 **注意事项**

（1）处理伤口时要保护伤口，防止自身感染或感染扩散；处理伤口后要用肥皂、流动水彻底洗手；如自己的皮肤被划伤，应尽快就医，采取必要的免疫措施。

（2）对上肢软组织损伤创面，用加压包扎止血方法包扎创面，并用三角巾悬吊上肢 80 ~ 85 度，并检查止血效果。

（3）有异物的伤口不能拔除异物，先固定异物，再进行包扎。头部有异物的伤口，先检查伤口及异物情况，用适当的敷料覆盖异物周围，用三角巾制作固定圈固定异物，再进行三角巾帽式包扎。

（4）用止血带时，皮肤与止血带之间不能直接接触，应加垫敷料、布垫或将止血带扎在衣裤外面，以免损伤皮肤。止血带要松紧适宜，以能止住出血为度，扎松了不能止血，扎得过紧容易引起肢体缺血损伤。止血带时间过长，容易引起肢体坏死。

（5）记录用止血带的时间，并每隔 40 ~ 50 min 放松一次，每次放松 1 ~ 3 min。为防止止血带放松后大量出血，放松期间应在伤口处加压止血。

（6）运送伤者时，上止血带处要有明显标志，不要用衣物等遮盖伤口，以免妨碍观察，并用标签注明上止血带的时间和放松止血带的时间。

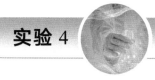 **思考题**

1. 伤员下肢受伤，伤及静脉，血液连续不断地从伤口流出，此时应及时采取什么样的止血措施？

2. 为什么结扎止血带时要做标记并定时放松？放松的间隔时间为多少？

实验 4　伤口包扎方法

包扎时施加压力，可起到压迫止血的作用，并保护伤口、减少感染。包扎后扶托受伤的肢体，减轻伤员的痛苦，有利于转运伤员。包扎时要做到快、准、轻、牢。常见的伤口类型有割伤、擦伤、刺伤、挫裂伤、枪伤等。

实验目的

包扎伤口是各种外伤中最常用、最重要、最基本的急救技术之一。本实验学习各种伤口的包扎方法。

实验步骤

（1）准备常用的包扎材料，如创可贴、尼龙网套、三角巾、绷带、弹力绷带、胶带以及手帕、领带、毛巾、头巾、衣服等身边就便材料。

（2）仔细检查伤口位置、大小、深度、污染程度、有无异物及何种异物。

（3）清洁伤口前，尽量对患者讲清目的，既能取得患者的合作，又可避免患者因害怕疼痛发生晕厥等意外事故。

（4）如周围皮肤太脏并杂有泥土等，应先用清水洗净，然后再用75%酒精消毒创面周围的皮肤。涂擦酒精时要由内往外，即由伤口边缘开始，逐渐向周围扩大消毒区，越靠近伤口处越清洁，避免酒精直接对伤口刺激。如用碘酒消毒伤口周围皮肤，必须再用酒精脱碘。

（5）伤口要用棉球蘸生理盐水轻轻擦洗。

（6）清洁伤口时，如有大而易取的异物，可酌情取出；深而小又不易取出的异物切勿勉强取出，以免把细菌带入伤口或突发出血。如果有刺入体腔或血管附近的异物，切不可轻率地拔出，以免损伤血管或内脏引起危险。

（7）伤口清洁后，可进行包扎。如果是黏膜处小的伤口，可撒上消炎药物粉末，但是大面积创面不要涂撒药物。

（8）大的伤口包扎前，最好垫衬敷料（一般也是由纱布块做成），用于止血和吸收伤口分泌物，也可直接用包扎材料包扎。

尼龙网套包扎：尼龙网套具有良好的弹性，使用方便。先用敷料覆盖伤口并固定，再将尼龙网套套在敷料上。头部及肢体均可用其包扎。

创可贴包扎：选择大小合适的创可贴，将中央部对准伤口贴上即可。创可贴有止血、消炎、保护伤口等作用，透气性好，使用方便。

绷带包扎：最基本、最常用，一般小伤口清洁后的包扎多用此法。肢体粗细较均匀处伤口可用环形法包扎，头部、肢体末端或断肢部位伤口可用回返包扎，手掌手背、踝部和其他关节处伤口选用"8"字包扎，小腿、前臂等肢体上下粗细不等部位伤口可用螺旋反折包扎。

三角巾包扎：对较大创面、固定夹板、手臂悬吊等，需应用三角巾包扎法。不同部位伤口，可按需要折叠成不同的形状，采取不同体位方式包扎，需注意边要固定，角要拉紧，中心伸展，敷料贴实。

注意事项

（1）伤口上要加盖急救材料。

（2）应用绷带包扎时，松紧要适度。

（3）有绷带过紧的现象，如手足的甲床发紫，绷带缠绕肢体远心端皮肤发紫、麻木感或感觉消失，严重者手指、足趾不能活动时，立即松开重新包扎。

（4）无手指、足趾末端损伤者，包扎时要暴露肢体末端，以便观察末梢血液循环。

思考题

1. 绷带包扎顺序原则是什么？
2. 常用的包扎材料有哪些？使用的注意事项是什么？

实验 5　伤病员搬运方法

搬运伤病员的方法是院前急救的重要方法之一，搬运的目的是使伤病员迅速脱离危险境地，纠正当时影响伤病员的病态体位，以减少痛苦和再次伤害，安全迅速地将伤病员送往医院治疗。搬运伤病员的方法，应根据当地、当时的器材和人力而选定。徒手搬运适用于狭窄的通道等担架或其他简易搬运工具无法通过的地方，是院前急救比较常用的一种搬运方法，但骨折伤员不宜采用。器械搬运是指用担架（包括软担架）等现代搬运器械，或者因陋就简，利用床单、被褥、靠背椅等作为搬运工具的一种搬运方法。

实验目的

掌握徒手搬运、担架搬运的基本方法，熟悉徒手搬运、担架搬运方法的主要适用范围。

实验步骤

（1）单人或双人搀扶：由一个或两个救助者托住伤病员的腋下，也可由伤病员将手臂搭在救助者肩上，救助者用一手拉住伤病员的手腕，另一手扶伤病员的腰部，然后与伤病员一起缓慢移步，适用于病情较轻、能够站立行走的伤病员。

（2）单人抱持：将伤病员的双臂搭在自己肩上，然后一手抱住伤病员的背部，另一手托起腿部，通常适用于单名救助者实施搬运。

（3）单人拖行搬运：将伤病员的手臂横放于胸前，救助者的双臂置于伤病员的腋下，双手抓紧伤病员双侧手臂，将伤病员缓慢向后拖行。适用于现场环境危险的情况下搬运不能行走的伤病员。

（4）双人椅托搬运：由两个救助者对立于伤病员两侧，然后两人弯腰，各以一只手伸入伤病员大腿后下方呈十字交叉紧握，另一只手彼此交叉支持伤病员背部。或者救助者右手紧握自己的左手手腕，左手紧握另一救助者的右手手腕，以形成 "口"字形。适用于意识清醒、无脊柱、骨盆及大腿骨折的伤病员。

（5）双人拉车式搬运：一个救助者站在伤病员后面，两手从伤病员腋下将其头背抱在自己怀内，另一救助者蹲在伤病员两腿中间，双臂夹住伤病员的两腿，然后两人步调一致，慢慢将伤病员抬起。适用于搬运没有骨折的伤病员，需两名救助者。

（6）担架搬运：用担架来搬运伤者，小心将伤病员移至担架后，两人各抬担架两端即可。基于安全考虑，平地时让伤病员脚朝向前方，在上下楼梯或上救护车时，让伤病员头部朝向前方。

（7）软担架搬运：取一条结实的被单（或被褥、毛毯）作为软担架，平铺在地上，将伤病员轻轻地搬到被单上；救助者面对面紧抓被单两角，脚前头后（上楼则相反）缓慢移动，搬运时有人托腰则更好。适用于遇有窄梯、狭道，担架或其他搬运工具难以搬运的情况；或遇寒冷天气，徒手搬运会使伤病员受凉，这时可采用此法。

 注意事项

（1）必须先急救，妥善处理后才能搬运。

（2）运送时尽可能不摇动伤病员身体。若遇到脊椎受伤者，应将其身体固定在担架上，用硬板担架搬送。切忌双人搬抬，因这样搬动易加重脊髓损伤。

（3）运送伤病员时，随时观察其呼吸、体温、出血、面色变化等情况。

（4）在人员、器材未准备好之前，切忌随意搬动。

（5）搬运过程中，注意伤病员姿势，给伤病员保暖。

（6）软担架搬运方式容易造成伤病员肢体弯曲，故有胸部创伤、四肢骨折、脊柱损伤以及呼吸困难的伤病员不宜用此法。

 思考题

1. 一般伤病员的搬运方法及注意事项。
2. 遇到左腿股骨颈骨折的伤病员应当选用什么搬运方法？

实验6 **人工呼吸器使用方法**

使用人工呼吸器是进行人工呼吸最有效的方法之一，可通过人工或机械装置产生通气，对无呼吸病人进行强迫通气，对通气障碍的病人进行辅助呼吸，达到增加通气量，改善换气功能，减轻呼吸肌做功的目的。

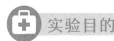 **实验目的**

维持和增加机体通气量。纠正威胁生命的低氧血症。

实验步骤

（1）操作前准备：① 评估病人并解释。评估病人年龄、病情、医疗诊断、意识状态等；评估病人呼吸状况（频率、节律、深浅度）、呼吸道是否通畅，有无活动义齿等；评估病人心理状态以及配合程度。向病人及家属解释人工呼吸器使用的目的、方法、注意事项及配合要点。② 病人准备。病人取仰卧，去枕、头后仰，如有活动义齿应取下；解开领扣、领带、腰带；清除上呼吸道分泌物或呕吐物，保持呼吸道通畅。③ 操作者准备。包括衣帽整洁，修剪指甲，洗手，戴口罩。④ 用物准备。包括简易呼吸器（由呼吸囊、呼吸活瓣、面罩及衔接管组成）。

（2）核对：携用物至病人床旁，核对病人床号、姓名、腕带。要点说明：确认病人。

（3）使用简易呼吸器：① 协助病人采用适当体位。抢救者站于病人头顶处，病人头后仰，托起下颌，扣紧面罩，面罩紧扣口、鼻部。② 挤压呼吸囊。有节律，一次挤压可有 500 mL 左右的空气进入肺内；频率保持在 10 次/min。要点说明：在未行气管插管建立紧急人工气道的情况下及辅助呼吸机突然出现障碍时使用。避免漏气。使空气或氧气通过吸气活瓣进入病人肺部，放松时，肺部气体随呼气活瓣排出。病人若有自主呼吸，应注意与人工呼吸同步，即病人吸气初顺势挤压呼吸囊，达一定潮气量后完全松开气囊，让病人自行完成呼气动作。

（4）记录。

（5）用物处理：做好呼吸器保养。用物消毒。

注意事项

（1）介绍呼吸器使用的目的、方法和必要性，解除病人的恐惧、焦虑心理。

（2）做好卫生宣教工作，保持室内环境卫生。

思考题

1. 简易人工呼吸器使用的适应证有哪些？
2. 简易人工呼吸器使用的注意事项有哪些？
3. 挤压呼吸气囊的频率应为多少？

第十章

健康管理学实验

　　健康管理（health management）是指以现代健康理念，即以生物、心理及社会适应能力为基础，在现代医学模式及中医思想指导下，应用医学和管理学知识，对个体或群体的健康进行监测、分析、评估，对健康危险因素进行干预、管理，提供连续服务的行为活动及过程，达到以最小的成本预防与控制疾病，提高人群生存质量。健康危险因素是指能使疾病或死亡危险性增加的因素，或者是能使健康不良后果发生概率增加的因素。全面了解和掌握健康信息获取、危险因素评价方法。健康干预是开展健康管理活动必备的核心技能，本章介绍常用健康信息获取如生理健康常见问卷与实施、健康信息采集与管理、疾病健康危险因素评估、健康教育（脑卒中为例）宣传专栏制作等内容的基本实验方法。

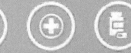

实验1 日常生活活动能力量表

实验目的

日常生活活动能力量表（activity of daily living scale，ADL）用于检测不同职业人群的日常生活活动能力，由美国的 Lawton 和 Brody 于 1969 年制定，为短程自评量表，不受年龄、性别、经济状况等因素的影响。量表操作方便，容易掌握，应用范围广，可用于各年龄段、各种职业、各文化阶层的正常人群以及各类精神病患者，也可用于确定家庭护理、预测预后、疾病康复、老年流行病学研究。

结构与组成

日常生活活动能力量表由躯体生活自理量表（physical self-maintenance scale，PSMS）和工具性日常生活活动能力量表（instrumental activities of daily living scale，IADLS）两部分组成。IADLS 需要更多的认知功能参与，智能障碍综合征等疾病早期即可累及认知功能。躯体生活自理量表包括上厕所、进食、穿衣、修饰、行走、洗澡六项，工具性日常生活活动能力量表包括打电话、购物、备餐、做家务、洗衣、使用交通工具、吃药、自理经济八项。均为四级评分，即自己"完全可以做"为 1 分、"有些困难"为 2 分、"需要帮助"为 3 分、"根本无法完成"为 4 分。此量表出现了很多不同的版本和评分方法，本实验介绍最基本的日常生活活动能力量表（见表 10-1）以及标准化 ADL 评定方法 Barthel 指数（见表 10-2）的测评，Barthel 指数是临床应用最广的一种日常生活活动能力量表。

结果评估

日常生活活动能力量表每个条目的评分等级为 1~4 级，即自己"完全可以做"为 1 分、"有些困难"为 2 分、"需要帮助"为 3 分、"根本无法完成"为 4 分，分数越高日常生活能力越差，评定结果单项分 1 分为正常，2~4 分为功能下降；2 项或以上≥3 分，总分≥22 分提示有明显的功能障碍。

Barthel 指数评定表总分为 100 分，得分越高独立性越强，依赖性越小。评出分数后，可以按以下标准判断个体的日常生活活动能力独立程度（五级）。评分<20 分者为极严重功能缺陷，完全依赖，生活完全需要帮助。评分 20~40 分者为严重功能缺陷，重度依赖，生活需要很大帮助。评分 40~60 分者中度功能缺陷，生活需要帮助。评分 60~95 分者轻度功能缺陷，生活基本自理。评分 100 分者完全自理。

🧰 **思考题**

1. 简述日常生活活动能力量表的构成及用途。
2. 简述日常生活活动能力量表对健康管理的指导意义。

表 10-1　日常生活活动能力（ADL）量表

性别_____　　年龄_____岁　　民族_____　　填表时间_____

序号	项目	完全可以做 1分	有些困难 2分	需要帮助 3分	根本无法完成 4分
1	自己搭乘公共汽车				
2	在住地附近活动				
3	自己做饭（包括生火）				
4	做家务				
5	吃药				
6	吃饭				
7	穿衣服、脱衣服				
8	梳头、刷牙等				
9	洗自己的衣服				
10	在平坦的市内走动				
11	上下楼梯				
12	上下床、坐地或站起				
13	做饭				
14	洗澡				
15	修剪指甲				
16	逛街、购物				
17	上厕所				
18	打电话				
19	处理自己的钱财				
20	独自在家				

表 10-2　Barthel 指数评定表

性别_____　　　年龄_____岁　　　民族_____　　　填表时间_____

序号	项目	评分标准	得分
1	大便	失禁或昏迷＝0分 偶尔失禁（每周＜1次）＝5分 能控制＝10分	
2	小便	失禁或昏迷，或需要人导尿＝0分 偶尔失禁（每24小时＜1次，每周＞1次）＝5分 能控制＝10分	
3	修饰	需帮助＝0分 独立洗脸、梳头、刷牙、剃须＝5分	
4	用厕	依赖别人＝0分 需部分帮助＝5分 自理＝10分	
5	吃饭	依赖别人＝0分 需部分帮助（夹饭、盛饭、切面包）＝5分 全面自理＝10分	
6	转移	（床←→椅） 完全依赖别人，不能坐＝0分 需大量帮助（2人），能坐＝5分 需少量帮助（1人）或指导＝10分 自理＝15分	
7	活动	（主要指步行，即在病房及其周围，不包括走远路） 不能动＝0分 在轮椅上独立行动＝5分 需1人帮助步行（体力或语言指导）＝10分 独立步行（可用辅助器）＝15分	
8	穿衣	依赖＝0分 需一半帮助＝5分 自理（系、开纽扣，关、开拉锁和穿鞋）＝10分	
9	上楼梯	（上下一段楼梯，用手杖也算独立） 不能＝0分 需帮助（体力或语言指导）＝5分 自理＝10分	
10	洗澡	依赖＝0分 自理＝5分	
总分			

实验 2　自测健康评定等级量表

实验目的

自测健康评定是目前国际上比较流行的健康测量方法之一。自测健康评定是对个体健康状况的主观评价和期望，从生理、心理、社会三个方面筛选的自测健康评价指标，易于管理和操作，比较全面、直观、准确地反映自测健康的真正内涵。多用于 14 岁以上各种人群的评价健康状况、临床医疗的效果评价和社区卫生保健服务，也是卫生决策部门、各类保险业和职业适性检测具体量表。

结构与组成

自测健康评定表由 10 个维度、48 个条目组成（见表 10-3），涉及个体健康的生理、心理和社会三个维度，其中 1 ~ 18 条目组成自测生理健康评定子量表，19 ~ 34 条目组成自测心理健康评定子量表，35 ~ 47 条目组成自测社会健康评定子量表。每个问题下面有一个划分为 10 个刻度的标尺，请逐条在您认为适当的位置以"×"号在标尺上做出标记（请注意每个标尺上只能划上一个"×"号）。例如：您的睡眠怎么样？

非常差 0 ---- 1 ---- 2 ---- 3 ---- 4 ---- 5 - × --- 6 ---- 7 ---- 8 ---- 9 ---- 10 非常好

0：表示睡眠非常差；10：表示睡眠非常好；在 0 ~ 10 间：越靠近 0 表明越差，越靠近 10 表明睡眠越好；图例标出的本答案（×的位置）位于 5 和 6 之间，表示睡眠一般。

结果评估

自测健康评定等级量表由 10 个维度，48 个条目组成，自测健康评定等级量表维度及其条目分布见表 10-4。量表有 10 个反向评分条目（4，5，7，24，25，26，27，28，29，30），其余 38 个为正向评分条目。因为有反向评分的条目，需要对 48 个条目的原始分进行重新评分，计算最终评分。正向评分条目的重新评分与原始分相同，反向评分条目的重新评分等于 10 减去原始分，重新评分后再计算各维度的分值。

表 10-4 健康总体自测维度（维度 10）中的 4 个条目不参与子量表分和总量表分的计算。自测健康评定等级量表每个条目的理论最高值是 10，最小值为 0；自测生理健康、自测心理健康、自测社会健康三个评定子量表分和自测健康评定量表总分的理论最高值分别为 170，150，120，440；理论最小值均为 0。得分越高说明健康状况越好。

思考题

1. 简述自测健康评定等级量表的构成及用途。
2. 举例分析自测健康评定的应用及对个体的评估。

表 10-3　自测健康评定表

请先填上您的基本资料，然后逐条阅读并认真做出回答，谢谢您的参与！

性别_____　　　年龄_____岁　　　民族_____　　　填表时间_____

---

1. 您的视力怎么样？
非常差 0----1----2----3----4----5----6----7----8----9----10 非常好

2. 您的听力怎么样？
非常差 0----1----2----3----4----5----6----7----8----9----10 非常好

3. 您的食欲怎么样？
非常差 0----1----2----3----4----5----6----7----8----9----10 非常好

4. 您的胃肠部经常不适（如腹胀、拉肚子、便秘等）吗？
从来没有 0----1----2----3----4----5----6----7----8----9----10 一直有

5. 您容易感到累吗？
非常不容易 0----1----2----3----4----5----6----7----8----9----10 非常容易

6. 您的睡眠怎么样？
非常差 0----1----2----3----4----5----6----7----8----9----10 非常好

7. 您的身体有不同程度的疼痛吗？
根本不疼痛 0----1----2----3----4----5----6----7----8----9----10 非常疼痛

8. 您自己穿衣服有困难吗？
根本不能 0----1----2----3----4----5----6----7----8----9----10 无任何困难

9. 您自己梳理有困难吗？
根本不能 0----1----2----3----4----5----6----7----8----9----10 无任何困难

10. 您承担日常的家务劳动有困难吗？
根本不能 0----1----2----3----4----5----6----7----8----9----10 无任何困难

11. 您能独自上街购买一般物品吗？
根本不能 0----1----2----3----4----5----6----7----8----9----10 无任何困难

12. 您自己吃饭有困难吗？
根本不能 0----1----2----3----4----5----6----7----8----9----10 无任何困难

13. 您弯腰、屈膝有困难吗？
根本不能 0----1----2----3----4----5----6----7----8----9----10 无任何困难

14. 您上下楼梯（至少一层楼梯）有困难吗？
根本不能 0----1----2----3----4----5----6----7----8----9----10 无任何困难

15. 您步行 250 米有困难吗？
根本不能 0----1----2----3----4----5----6----7----8----9----10 无任何困难

16. 您步行 1 500 米有困难吗？
根本不能 0----1----2----3----4----5----6----7----8----9----10 无任何困难

17. 您参加能量消耗较大的活动（如剧烈的体育锻炼、田间体力劳动、搬重物移动等）有困难吗？
根本不能 0----1----2----3----4----5----6----7----8----9----10 无任何困难

---

18. 与您的同龄人相比，从总体上说，您认为自己的身体健康状况如何？

非常差 0----1----2----3----4----5----6----7----8----9----10 非常好

19. 您对未来乐观吗？

非常不乐观 0----1----2----3----4----5----6----7----8----9----10 非常乐观

20. 您对目前的生活状况满意吗？

非常不满意 0----1----2----3----4----5----6----7----8----9----10 非常满意

21. 您对自己有信心吗？

根本没信心 0----1----2----3----4----5----6----7----8----9----10 非常有信心

22. 您对自己的日常生活环境感到安全吗？

根本不安全 0----1----2----3----4----5----6----7----8----9----10 非常安全

23. 您有幸福的感觉吗？

从来没有 0----1----2----3----4----5----6----7----8----9----10 一直有

24. 您感到精神紧张吗？

根本不紧张 0----1----2----3----4----5----6----7----8----9----10 非常紧张

25. 您感到心情不好、情绪低落吗？

从来没有 0----1----2----3----4----5----6----7----8----9----10 一直有

26. 您会毫无理由地感到害怕吗？

从来没有 0----1----2----3----4----5----6----7----8----9----10 一直有

27. 您对做过的事情经常反复确认才放心吗？

从来没有 0----1----2----3----4----5----6----7----8----9----10 一直有

28. 与别人在一起时，您也感到孤独吗？

从来没有 0----1----2----3----4----5----6----7----8----9----10 一直有

29. 您感到坐立不安、心神不定吗？

从来没有 0----1----2----3----4----5----6----7----8----9----10 一直有

30. 您感到空虚无聊或活着没有什么意义吗？

从来没有 0----1----2----3----4----5----6----7----8----9----10 一直有

31. 您的记忆力怎么样？

非常差 0----1----2----3----4----5----6----7----8----9----10 非常好

32. 您容易集中精力去做一件事吗？

非常不容易 0----1----2----3----4----5----6----7----8----9----10 非常容易

33. 您思考问题或处理问题的能力怎么样？

非常差 0----1----2----3----4----5----6----7----8----9----10 非常好

34. 从总体上说，您认为自己的心理健康状况如何？

非常差 0----1----2----3----4----5----6----7----8----9----10 非常好

35. 对于在生活、学习和工作中发生在自己身上的不愉快事情，您能够妥善地处理好吗？

完全不能 0----1----2----3----4----5----6----7----8----9----10 完全可以

36. 您能够较快地适应新生活、学习和工作环境吗？

完全不能 0----1----2----3----4----5----6----7----8----9----10 完全可以

37. 您如何评价自己在工作、学习和生活中担当的角色？

非常不称职 0----1----2----3----4----5----6----7----8----9----10 非常称职

38. 您的家庭生活和睦吗？

非常不和睦 0----1----2----3----4----5----6----7----8----9----10 非常和睦

39. 与您关系密切的同事、同学、邻居、亲戚或伙伴多吗？

根本没有 0----1----2----3----4----5----6----7----8----9----10 非常多

40. 您有可以与您分享快乐和忧伤的朋友吗？

根本没有 0----1----2----3----4----5----6----7----8----9----10 非常多

41. 您与您的朋友或亲戚在一起谈论问题吗？

从来不谈 0----1----2----3----4----5----6----7----8----9----10 经常交谈

42. 您与亲朋好友经常保持联系（如相互探望、电话问候、通信等）吗？

从不联系 0----1----2----3----4----5----6----7----8----9----10 一直联系

43. 您经常参加一些社会、集体活动（如党团、工会、学生会、宗教、朋友聚会、体育比赛、文娱等）吗？

从不参加 0----1----2----3----4----5----6----7----8----9----10 一直参加

44. 在您需要帮助的时候，您能够在很大程度上依靠家庭吗？

根本不能 0----1----2----3----4----5----6----7----8----9----10 完全可以

45. 在您需要帮助的时候，您能够在很大程度上依靠朋友吗？

根本不能 0----1----2----3----4----5----6----7----8----9----10 完全可以

46. 在您遇到困难时，您主动地去寻求他人的帮助吗？

从不主动 0----1----2----3----4----5----6----7----8----9----10 非常主动

47. 与您的同龄人相比，从总体上说，您认为您的社会功能（如人际关系、社会交往等）如何？

非常差 0----1----2----3----4----5----6----7----8----9----10 非常好

48. 与您的同龄人相比，从总体上说，您认为您的健康状况如何？

非常差 0----1----2----3----4----5----6----7----8----9----10 非常好

表 10-4　自测健康评定等级量表维度及其条目分布

序号	维度	条目数	条目在量表中的分布
1	身体症状与器官功能	7	1，2，3，4，5，6，7
2	日常生活功能	5	8，9，10，11，12
3	身体活动功能	5	13，14，15，16，17
4	正向情绪	5	19，20，21，22，23
5	心理症状与负向情绪	7	24，25，26，27，28，29，30
6	认知功能	3	31，32，33
7	角色活动与社会适应	4	35，36，37，38
8	社会资源与社会接触	5	39，40，41，42，43
9	社会支持	3	44，45，46
10	健康总体自测	4	18，34，47，48

实验 3 患者健康问卷抑郁量表

 实验目的

患者健康问卷抑郁量表（Patient Health Questionnaire-9，PHQ-9）是基于 DSM-IV（美国精神病学会制定的《精神疾病的诊断和统计手册》）诊断标准的 9 个条目，是一个简便、有效的抑郁障碍自评量表，在抑郁症诊断的辅助和症状严重程度评估方面，均具有良好的信度和效度。广泛应用于不同国家人群抑郁、焦虑筛查，也被广泛应用于基层社区人群或疾病特定人群抑郁和焦虑的识别。

 结构与组成

量表由 9 个条目组成，患者健康问卷抑郁量表见表 10-5。

表 10-5 患者健康问卷抑郁量表

在过去的两周里，您生活中以下症状出现的频率有多少？把相应的数字总和加起来。

性别_____ 年龄_____岁 民族_____ 填表时间_____

序号	条目	完全没有（0分）	有几天（1分）	一半以上的时间（2分）	几乎每天（3分）
1	做事时提不起劲或没有兴趣。				
2	感到心情低落，沮丧或绝望。				
3	入睡困难、睡不安或睡得过多。				
4	感觉疲倦或没有活力。				
5	食欲缺乏或吃太多。				
6	觉得自己很糟或觉得自己很失败，或让自己、家人失望。				
7	对事物专注有困难，例如看报纸或看电视时。				
8	行动或说话速度缓慢到别人已经察觉。或刚好相反——变得比平日更烦躁或坐立不安，动来动去。				
9	有不如死掉或用某种方式伤害自己的念头。				
得 分					

结果评估

患者健康问卷抑郁量表每个条目进行 0~3 分的赋值，每一条得分相加，总共 27 分。0~4 分表明没有抑郁症，5~9 分表明可能有轻微抑郁症，10~14 分表明可能有中度抑郁症，15~19 分表明可能有中重度抑郁症，20~27 分表明可能有重度抑郁症。此外，条目 1、条目 4、条目 9 任何一题得分大于 1（即选择 2 或 3），需要关注。条目 1 和条目 4 代表着抑郁的核心症状，条目 9 代表有自伤意念。

思考题

1. 简述健康问卷抑郁量表构成及用途。
2. 分析健康问卷抑郁量表的医学意义。

实验 4　慢性病患者健康素养量表

实验目的

健康素养是用来描述个体健康方面知识和技能的一个变量。慢性病患者作为一个特殊的人群，其健康素养水平对健康结局的影响更为直接和明显。国外已经开发了针对糖尿病患者、肿瘤患者等慢性病患者的量表，国内学者基于 Jordan 等人编制的 Health Literacy Management Scale（HeLMS）量表的内容，将原量表中明显不符合中国文化习惯的条目予以修改，最终形成了适应中国国情的慢性病患者健康素养的测量工具，从语言、环境、文化等方面反映出健康素养的内涵，可用于分析高血压、糖尿病、心血管疾病、呼吸系统疾病、关节炎患者的健康素养水平。

结构与组成

慢性病患者健康素养量表由 24 个条目组成（见表 10-6），包括共有信息获取能力（第 1~9 条目）、交流互动能力（第 10~18 条目）、改善健康意愿（第 19~22 条目）和经济支持意愿（第 23~24 条目）。

结果评估

慢性病患者健康素养量表采用 Likert5 级计分法，没有困难 = 5 分，有少许困难 = 4 分，有一定困难 = 3 分，非常困难 = 2 分，完全不能 = 1 分。所有条目的得分相加得

到总分，各维度条目得分相加得到各个维度的得分值。慢性病患者健康素养总分在
24~120分，其中共有信息获取能力、交流互动能力两个维度的得分在9~45分，改
善健康意愿的得分在4~20分，经济支持意愿的得分在2~10分。得分越高说明健康
素养的具备情况越好。

表 10-6 慢性病患者健康素养量表

本量表共24个条目，请选择一个最能代表您自身实际情况的答案，并在该方框内打"√"。

性别_____ 年龄_____岁 民族_____ 填表时间_____

序号	条目	没有困难	有少许困难	有一定困难	非常困难	完全不能
1	阅读医院或者诊所的健康小册子					
2	根据医生提供的信息做出健康决策					
3	阅读书面信息有没有困难？					
4	理解日常生活中接触的健康信息					
5	遵医嘱					
6	独自去医院看医生					
7	通过与医生的交流，获取自己需要的信息					
8	单独填写医疗表单					
9	从大量的信息中找到自己需要的					
10	对自身健康不懂的地方，会积极地去寻找答案					
11	对不理解的健康信息，要求家人朋友帮你理解					
12	经常和病友一起参加有益健康的活动					
13	每次看医生都能做一些准备工作					
14	除医生外，经常同其他人讨论你的健康问题					
15	考虑把日常生活中所得的健康信息付诸实践					
16	询问医生想知道的事情和治疗措施中不懂的问题					
17	有时医生解释不太明白会继续追问					
18	考虑过让家人或朋友陪你一起去看医生					
19	愿意在健康问题上投入时间					
20	愿意关注自身的健康需求					
21	愿意花费精力来改善自身健康					
22	愿意通过改变生活方式来改善健康					
23	支付看病的费用					
24	支付管理自身健康的费用					

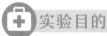

思考题

1. 简述健康素养量表的构成及用途。
2. 举例比较不同群体的健康素养水平。

实验 5 36 条目简明健康量表

实验目的

36 条目简明健康量表（SF-36）是由美国波士顿健康研究所在医疗结构调研表的基础上开发的通用简明健康问卷，适用于测量一般人群或患者的健康相关生命质量，包括人群健康和状况监测、临床干预措施疗效评价、不同疾病相对负担的评估、卫生政策与技术评估等。

结构与组成

36 条目简明健康量表包括 36 个条目（见表 10-7），评价健康相关生命质量的 8 个维度，分别属于"生理健康"和"精神健康"两大类。生理机能（Physical Functioning，PF）：因健康原因生理活动受限，条目序号为 3.1 ~ 3.10；生理职能（Role-Physical，RP）：因生理健康问题所造成的角色活动受限，条目序号为 4.1、4.2、4.3、4.4；躯体疼痛（Bodily Pain，BP）：疼痛程度以及疼痛对日常活动的影响，条目序号为 7、8；总体健康状况（General Health，GH）：个体对自身健康状况及其发展趋势的评估，条目序号为 1、10.1、10.2、10.3、10.4；精力（Vitality，VT）：个体对自身精力和疲劳程度的主观感受，条目序号为 9.1、9.5、9.7、9.9；社会功能（Social Functioning，SF）：由于生理和心理问题对社会活动的数量和质量所造成的影响，评价健康对社会活动的效应，条目序号为 6、9.10；情感职能（Role-Emotional，RE）：由于情感问题所造成的角色活动受限，条目序号为 5.1、5.2、5.3；精神健康（Mental Health，MH）：心理抑郁和良好的适应，包括激励、压抑、行为或情感失控、心理主观感受，条目序号为9.2、9.3、9.4、9.6、9.8。此外，健康变化（Health Transition，HT）：用于评价过去一年健康状况的总体变化情况，条目序号为 2。

结果评估

SF-36 健康问卷的主要统计指标是计算 8 个维度的健康得分和反映健康变化维度评分，根据 8 个维度条目重新计分值，分别计算出 8 个维度的初始分和标准分，初始分等于该维度内各条目重新计分值之和，初始分需要转化成标准分（百分制），标准

分 =（原始分 – 该条目最低分值）×100/（该条目最高分值 – 该条目最低分值）。有些条目的原始分值越高，反而健康状况越差，如条目 1 的 5 分表示总体健康状况非常差，这就需要将原始分值做正向转化处理后重新计分。

各维度及各条目得分越高，则表示健康状况越佳。表 10-8 是各条目原始计分值和重新计分值转化。注意：条目 8 是在过去四个星期里，身体疼痛对社会工作的影响程度，得分分两种情况，躯体没有疼痛（7 选 1），对工作没有影响（8 选 1），则影响程度由小到大权重得分 6 分、4.75 分、3.5 分、2.25 分、1 分；若躯体有疼痛（7 不选 1），对工作没有影响（8 选 1），则影响程度由小到大权重得分 5 分、4 分、3 分、2 分、1 分。

表 10-9 是 SF-36 健康问卷各维度计分规则。

思考题

1. 简述 36 条目简明健康量表（SF-36）的构成及用途。
2. 简述 SF-36 健康问卷的主要统计指标及计算方法。

表 10-7　SF-36 健康问卷

下面的问题是询问您对自己健康状况的看法、您的感觉以及您进行日常活动的能力如何，请选择一个最能代表您自身实际情况的答案，并在该数字上打"√"。

编号_____　性别_____　年龄_____岁　　民族_____填表时间_____

---

1. 总体来讲，您的健康状况是？

① 非常好　　② 很好　　③ 好　　④ 一般　　⑤ 差

2. 跟一年以前比，您觉得自己的健康状况是？

① 比 1 年前好多了　　② 比 1 年前好一些　　③ 跟 1 年前差不多

④ 比 1 年前差一些　　⑤ 比 1 年前差多了

健康和日常活动：

3. 以下这些问题都和日常活动有关。请您想一想，您的健康状况是否限制了这些活动？如果有限制，程度如何？

3.1 能够做重体力活动，如跑步举重、参加剧烈运动等。

① 有很多限制　　② 有一点限制　　③ 毫无限制

3.2 能够做适度的活动，如移动一张桌子、扫地、打太极拳、做简单体操等。

① 有很多限制　　② 有一点限制　　③ 毫无限制

3.3 手提日用品，如买菜、购物等。

① 有很多限制　　② 有一点限制　　③ 毫无限制

3.4 上几层楼梯。

① 有很多限制　　② 有一点限制　　③ 毫无限制

3.5 上一层楼梯。

① 有很多限制　　② 有一点限制　　③ 毫无限制

3.6 弯腰、屈膝、下蹲。

① 有很多限制　　② 有一点限制　　③ 毫无限制

3.7 步行 1 500 米以上的路程。

① 有很多限制　　② 有一点限制　　③ 毫无限制

3.8 步行 1 000 米左右的路程。

① 有很多限制　　② 有一点限制　　③ 毫无限制

3.9 步行 100 米的路程。

① 有很多限制　　② 有一点限制　　③ 毫无限制

3.10 自己洗澡、穿衣。

① 有很多限制　　② 有一点限制　　③ 毫无限制

4. 在过去四个星期里，您的工作和日常活动有无因为身体健康的原因而出现以下这些问题？

4.1 减少了工作或其他活动时间：① 是　　② 不是

4.2 本来想要做的事情只能完成一部分：① 是　　② 不是

4.3 想要干的工作或活动种类受到限制：① 是　　② 不是

4.4 完成工作或其他活动困难增多（比如需要额外的努力）：① 是　　② 不是

5. 在过去四个星期里，您的工作和日常活动有无因为情绪的原因（如压抑或忧虑）而出现以下这些问题？

5.1 减少了工作或活动时间：① 是　　② 不是

5.2 本来想要做的事情只能完成一部分：① 是　　② 不是

5.3 做工作或其他活动不如平时仔细：① 是　　② 不是

6. 在过去四个星期里，您的健康或情绪不好在多大程度上影响了您与家人、朋友、邻居或集体的正常社会交往？

① 完全没有影响　② 有一点影响　③ 中等影响　④ 影响很大　⑤ 影响非常大

7. 在过去四个星期里，您身体上感觉疼痛吗？

① 完全没有疼痛　② 有很轻微　③ 有一点疼痛　④ 中等疼痛

⑤ 严重疼痛　⑥ 很严重疼痛

8. 在过去四个星期里，您的身体疼痛影响了您的工作和家务吗？

① 完全没有影响　② 有一点影响　③ 中等影响　④ 影响较大　⑤ 影响非常大

您的感觉：

9. 以下这些问题是关于过去一个月里您自己的感觉，对每一条问题所说事情，您的情况是什么样的？

9.1 您觉得生活充实吗？

① 所有的时间　　② 大部分时间　　③ 比较多时间

④ 一部分时间　　⑤ 小部分时间　　⑥ 没有这种感觉

9.2 您是一个敏感的人吗？

① 所有的时间　　② 大部分时间　　③ 比较多时间

④ 一部分时间　　⑤ 小部分时间　　⑥ 没有这种感觉

9.3 您的情绪非常不好，什么事都不能使您高兴起来吗？

① 所有的时间　　② 大部分时间　　③ 比较多时间

④ 一部分时间　　⑤ 小部分时间　　⑥ 没有这种感觉

9.4 您的心里很平静吗？

① 所有的时间　　② 大部分时间　　③ 比较多时间

④ 一部分时间　　⑤ 小部分时间　　⑥ 没有这种感觉

9.5 您做事精力充沛吗？

① 所有的时间　　② 大部分时间　　③ 比较多时间

④ 一部分时间　　⑤ 小部分时间　　⑥ 没有这种感觉

9.6 您的情绪低落吗？

① 所有的时间　　② 大部分时间　　③ 比较多时间

④ 一部分时间　　⑤ 小部分时间　　⑥ 没有这种感觉

续表

9.7 您觉得筋疲力尽吗?

① 所有的时间　② 大部分时间　③ 比较多时间

④ 一部分时间　⑤ 小部分时间　⑥ 没有这种感觉

9.8 您是个快乐的人吗?

① 所有的时间　② 大部分时间　③ 比较多时间

④ 一部分时间　⑤ 小部分时间　⑥ 没有这种感觉

9.9 您感觉厌烦吗?

① 所有的时间　② 大部分时间　③ 比较多时间

④ 一部分时间　⑤ 小部分时间　⑥ 没有这种感觉

9.10 您的健康限制了您的社交活动(如走亲访友)吗?

① 所有的时间　② 大部分时间　③ 比较多时间

④ 一部分时间　⑤ 小部分时间　⑥ 没有这种感觉

总体健康状况:

10. 请看下列每一条问题,哪一种答案最符合您的情况?

10.1 我好像比别人容易生病。

① 绝对正确　② 大部分正确　③ 不能肯定　④ 大部分错误　⑤ 绝对错误

10.2 我跟周围认识的人一样健康。

① 绝对正确　② 大部分正确　③ 不能肯定　④ 大部分错误　⑤ 绝对错误

10.3 我认为我的健康状况在变坏。

① 绝对正确　② 大部分正确　③ 不能肯定　④ 大部分错误　⑤ 绝对错误

10.4 我的健康状况非常好。

① 绝对正确　② 大部分正确　③ 不能肯定　④ 大部分错误　⑤ 绝对错误

11. 如果您有要补充或者解释的,请填写:

表 10-8　各条目原始计分值和重新计分值转化表

条目序号	原始计分值	重新计分值(权重得分)
1	1/2/3/4/5	5/4.4/3.4/2/1
10.1/10.3	1/2/3/4/5	1/2/3/4/5
3.1~3.10	1/2/3	1/2/3
4.1~4.4/5.1~5.3	1/2	1/2
2/6/10.2/10.4	1/2/3/4/5	5/4/3/2/1
7	1/2/3/4/5	6/5.4/4.2/3.1/2.2/1
8(7选1,8选1)	1/2/3/4/5	6/4.75/3.5/2.25/1
8(7不选1,8选1)	1/2/3/4/5	5/4/3/2/1
9.1/9.4/9.5/9.8	1/2/3/4/5/6	6/5/4/3/2/1
9.2/9.3/9.6/9.7/9.9/9.10	1/2/3/4/5/6	1/2/3/4/5/6

表 10-9   是 SF-36 健康问卷各维度计分规则

维度	条目数	得分范围	初始分（RS）	标准分（SS）
生理机能（PF）	10	10～30	3.1+3.2+…+3.10	（RS-10）×100/20
生理职能（RP）	4	4～8	4.1+4.2+4.3+4.4	（RS-4）×100/4
躯体疼痛（BP）	2	2～12	7+8	（RS-2）×100/10
总体健康（GH）	5	5～25	1+10.1+10.2+10.3+10.4	（RS-5）×100/20
精力（VT）	4	4～24	9.1+9.5+9.7+9.9	（RS-4）×100/20
社会功能（SF）	2	2～11	6+9.10	（RS-2）×100/8
情感职能（RE）	3	3～6	5.1+5.2+5.3	（RS-3）×100/3
精神健康（MH）	5	5～30	9.2+9.3+9.4+9.6+9.8	（RS-5）×100/25
健康变化（HT）	1	1～5	2	（RS-1）×100/4

实验 6　QLQ-C30 癌症患者生命质量量表

实验目的

　　鉴于癌症较难治愈，癌症患者的生命质量研究成为医学领域生命质量研究的主流。QLQ-C30 是欧洲癌症研究治疗组织（European Organization for Research and Treatment，EORTC）系统地开发的癌症患者生命质量测定量表体系中的核心量表，用于所有癌症患者的生命质量测定（测定其共性部分），在此基础上增加不同癌症的特异性条目（模块）即构成不同癌症的特异量表。EORTC QLQ-C30 癌症患者生命质量量表是国际通用的癌症患者生存质量测定量表，被广泛用于手术或治疗方案的评价和选择、药物疗效或副作用评价、治疗或干预的影响因素评价等。

结构与组成

　　QLQ-C30 量表共 30 个条目（见表 10-10），可分为 15 个领域，即 5 个功能领域（躯体、角色、认知、情绪、社会功能）、3 个症状领域（疲劳、疼痛、恶心呕吐）、1 个总体健康状况和 6 个单一条目（气促、失眠、食欲丧失、便秘、腹泻、经济困难）。

表 10-10 EORTC QLQ-C30 癌症患者生命质量量表

我们想了解有关您和您的健康的一些情况，请您亲自回答下面所有问题，这里的答案并无"对"与"不对"之分，只要求在最能反映您情况的那个数字上画圈。

编号_____ 性别_____ 年龄_____岁 民族_____ 填表时间_____

序号	条目	没有	有点	较多	很多
1	您从事一些费力的活动有困难吗，比如说提很重的购物袋或手提箱？				
2	长距离行走对您来说有困难吗？				
3	户外短距离行走对您来说有困难吗？				
4	您白天需要待在床上或椅子上吗？				
5	您在吃饭、穿衣、洗澡或上厕所时需要他人帮忙吗？				
在过去的一星期内：		没有	有点	较多	很多
6	您在工作和日常活动中是否受到限制？				
7	您在从事您的爱好或休闲活动时是否受到限制？				
8	您有气促吗？				
9	您有疼痛吗？				
10	您需要休息吗？				
11	您睡眠有困难吗？				
12	您觉得虚弱吗？				
13	您食欲不振（没有胃口）吗？				
14	您觉得恶心吗？				
15	您有呕吐吗？				
16	您有便秘吗？				
17	您有腹泻吗？				
18	您觉得累吗？				
19	疼痛影响您的日常活动吗？				
20	您集中精力做事有困难吗，如读报纸或看电视？				
21	您觉得紧张吗？				
22	您觉得忧虑吗？				
23	您觉得脾气急躁吗？				
24	您觉得压抑（情绪低落）吗？				
25	您感到记忆困难吗？				
26	您的身体状况或治疗影响您的家庭生活吗？				
27	您的身体状况或治疗影响您的社交活动吗？				

序号	条目	没有	有点	较多	很多
28	您的身体状况或治疗使您陷入经济困难吗？				

	对下列问题，请在 1~7 之间选出一个最适合您的数字并画圈					
29	您如何评价在过去一星期内您总的健康情况？ 1 2 3 4 5 6 7 非常差 非常好					
30	您如何评价在过去一星期内您总的生命质量？ 1 2 3 4 5 6 7 非常差 非常好					

结果评估

EORTC 的 QLQ-C30 是面向所有癌症患者的核心量表，共 30 个条目。其中，条目 29、30 分为 7 个等级，根据其回答选项，计为 1 到 7 分；其他条目分为 4 个等级：没有、有点、较多、很多，评分时，直接评 1 到 4 分。

为了统计分析和应用的方便，量表常分为一定的领域（domain）。领域是生命质量构成部分中的一个方面，也称为维度（dimension），分析时作为一个独立变量。QLQ-C30 量表可分为 15 个领域。

将各个领域所包括的条目得分相加并除以所包括的条目数即可得到该领域的得分（粗分 RS，Raw Score），即 RS = (Q1+Q2+…+Qn)/n。量表得分范围为 30~126 分，QLQ-C30 各领域计分（粗分）方法见表 10-11。

表 10-11　QLQ-C3O 各领域计分（粗分）方法

领域（维度）	条目数	得分全距（R）	计分条目与计分方法
功能领域			
躯体功能	5	3	（Q1+Q2+Q3+Q4+Q5）/5
角色功能	2	3	（Q6+Q7）/2
情绪功能	4	3	（Q21+Q22+Q23+Q24）/4
认知功能	2	3	（Q20+Q25）/2
社会功能	2	3	（Q26+Q27）/2
总健康状况	2	6	（Q29+Q30）/2
症状领域子量表			
疲倦	3	3	（Q10+Q12+Q18）/3
恶心与呕吐	2	3	（Q14+Q15）/2
疼痛	2	3	（Q9+Q19）/2
呼吸困难	1	3	Q8
失眠	1	3	Q11
食欲丧失	1	3	Q13
便秘	1	3	Q16
腹泻	1	3	Q17
经济困难	1	3	Q28

为了使各领域得分能相互比较，还要进一步采用极差化方法进行线性变换，将粗分转化为在 0 ～ 100 内取值的标准化得分（standard score，SS）。此外，变换还有一个目的，即改变得分的方向。因为 QLQ-C30 量表除条目 29、30 外均为逆向条目（取值越大，生命质量越差），而在计分规则中明确规定：对于功能领域和总体健康状况领域得分越高说明功能状况和生命质量越好，对于症状领域得分越高表明症状或问题越多（生命质量越差）。因此，计算功能领域的标化分时还要改变方向。具体说来，分别按下式计算（式中 R 为各领域或条目的得分全距）。

功能领域：SS = [1-（RS-1）/R]×100

症状领域和总体健康状况领域：SS = [（RS-1）/R]×100

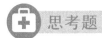

思考题

1. 简述 QLQ-C30 癌症患者生命质量量表的构成及用途。
2. 简述 QLQ-C30 癌症患者生命质量量表的医学意义。

实验 7　健康问卷的设计与实施

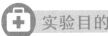

实验目的

个人健康信息采集的方式可分为问卷采集、健康体检、医疗卫生服务记录等方式。健康信息是健康风险评估、健康干预的第一要素。调查问卷是获取个人健康信息的基本形式和最常用方法之一，它的设计是否合理、实施是否顺利、结果分析是否准确直接关系到整个健康管理的成败。全面可靠、信度和效度好的健康问卷是准确、迅速获取个人健康信息的重要手段。本次实验的主题是利用互联网的资源，模拟完成不同人群健康素养水平的问卷设计、评估及实施。通过问卷设计、内容确定与发布、数据回收、结果评估（包括信度分析、效度分析）等实验过程，掌握健康问卷设计、评估、实施、结果分析的基本步骤与规范。

结构与组成

设计并编制评价某特定人群健康素养水平的问卷，其基本过程如下：

（1）以"健康素养"等关键词检索中外文文献，构建某特定人群健康素养的含义及维度，初步形成问卷一级、二级、三级指标和健康素养初始条目。

（2）咨询相关学者，或开展个人深入访谈，对某特定人群健康素养的含义及维度深入讨论，完善并筛选出问卷指标体系和健康素养基本条目的构成。

（3）参考已有的健康素养问卷指标项目，再次回顾文献及访谈记录，小组成员充分讨论后，确定某特定人群健康素养问卷的指标体系和基本条目的构成，必要时可参考多名专家咨询意见进行筛选。

（4）选择少部分人群进行预实验，继续修改、完善某特定人群健康素养问卷。

（5）将某特定人群健康素养调查问卷在线发布、实施，数据收回、整理。

（6）数据清洗、提取数据、统计分析本次问卷调查的结果，同时检验问卷的效度和信度。

结果评估

编制某特定人群健康素养水平的问卷，实施某特定人群健康素养水平的问卷调查，评估此特定人群健康素养水平状态，分析提高此特定人群健康素养水平的可能途径。

思考题

1. 简述健康问卷设计的基本要求。
2. 简述健康问卷设计与实施的基本过程。

实验 8　健康信息采集与管理

实验目的

健康调查表是健康信息采集的工具，了解常用健康调查表的主要内容，掌握常用健康信息记录表的填写要求，熟练填写健康信息记录表，学会健康信息收集与记录，并能根据不同健康管理需求，选择合适的健康调查表，将获取的信息输入电脑系统，用于健康风险评估。

实验方法

（1）准备健康调查表：参考国家卫生健康委员会颁布的国家基本公共卫生服务规范的要求，准备下列三类健康调查表：① 个人基本信息表，② 高血压和糖尿病患者随访记录表，③ 体检项目表或体检报告要素表，以及生活方式信息记录表（可参考世界卫生组织行为危险因素监测指南，或参考本章实验 1 至实验 5 的量表确定），认真阅读上述健康调查表的填表要求。

（2）健康信息的收集：熟悉所使用的健康信息记录表的每一项内容，明确调查对象，签署知情同意书，通过面对面直接询问的方式进行调查，按照健康信息记录表各项要求和顺序，逐一询问并如实记录健康信息记录表。

（3）不合逻辑健康信息排查：应用一般常识和所学的医学与健康管理知识，对所收集的健康信息进行判断，看是否有违背常识的数据，如调查对象年龄范围在 25 ~ 40 岁，但在某项调查表中出现 10 岁或 50 岁的数据；又如女性调查对象有前列腺疾病的记录等。通过直接审阅所收集的健康记录表，或在输入系统过程中发现不合逻辑健康信息，对此详细进行核实后决定取舍。

（4）健康信息数据录入：将健康调查表获取的数据逐一录入计算机系统，待后续进行健康风险评估。

（5）健康信息清理与保存：健康信息逐一录入系统，避免重复、遗漏或错误，检查录入信息的准确性。重点检查核实数据编码是否正确、问题到编码是否正确、录入是否正确等。数据文件统一保存在计算机中备用，保证健康信息的安全。

实验结果

准备并实施健康调查表（个人基本信息表、患者随访记录表、体检项目表、生活方式信息记录表）的调查过程，分析并初步评估健康调查表，将健康调查表数据输入计算机系统。

思考题

1. 简述健康信息采集的目的及意义。
2. 简述健康信息录入、保存、管理的基本要求。

实验 9　健康危险因素评估

实验目的

疾病的发作和致死往往与某些危险因素有关。如果我们能够及早地识别这些危险因素并予以控制，可以在很大程度上避免或延缓某些疾病的发生。重视健康危险因素的收集并进行评估，及时发现影响健康的潜在危险因素，建立有益于健康的行为。本实验的目的是帮助学生掌握健康危险度评估的原理和方法，学习对个体健康危险因素的评价。

实验方法

（1）拟订调查表（参考本章实验 8），收集个人危险因素的资料；或参照表 10-12 健康危险因素评价表拟定危险因素调查表，获取个体的健康危险因素。

表 10-12　健康危险因素调查表

基本信息：性别　　（1）男　　（2）女；年龄（实足岁）　　　　　岁
　　　　　身高（净高）　　　　　cm；体重（净重）　　　　　kg

1. 吸烟　（1）吸烟者　　（2）过去吸烟　　（3）不吸烟
　　吸烟者、过去吸烟者填写最近 5 年内每日吸烟数　　每日吸烟数　　　　　支
　　过去吸烟者填写戒烟前 5 年内每日吸烟数　　　　　每日吸雪茄或烟斗数　　　　　支
　　戒烟者填入已戒烟年数（不满 1 年填 1 年）　　　　　年

2. 饮酒　（1）饮酒者　　（2）过去饮酒者（已戒酒）　　（3）不饮酒或 1 周少于 1 次
　　饮酒者请填入每周饮酒量　　每周饮啤酒杯数　　　　　杯
　　　　　　　　　　　　　　　每周饮黄酒杯数　　　　　杯
　　　　　　　　　　　　　　　每周饮烈酒杯数　　　　　杯

3. 服用药物（服用安眠药或镇静药）
　　（1）差不多每天服用　　（2）有时服用　　（3）偶然或不服用药物

4. 体育活动
　　（1）一级，很少或没有体育活动
　　（2）二级，偶然有体育活动
　　（3）三级，经常有体育活动，1 周在 3 次以上
　　注：在工作中从事体力活动和上下班骑车、走路也应考虑在内

5. 你的双亲是在 60 岁以前死于心脏病的吗？
　　（1）是，有 1 人　　（2）是，有 2 人　　（3）无　　（4）不详

6. 你的父母兄弟姐妹有糖尿病吗？
　　（1）有　　（2）无　　（3）不详

7. 你自己有糖尿病吗？
　　（1）有，未控制　　（2）有，已控制　　（3）无　　（4）不详

8. 肛门检查　　　　　息肉　（1）有　　（2）无　　（3）不详
　　　　　　　　　肛门出血　（1）有　　（2）无　　（3）不详
　　　　　　　每年作肛门检查　（1）有　　（2）无　　（3）不详

9. 你的医生曾说过你有肺气肿和慢性支气管炎吗？
　　（1）有　　（2）无　　（3）不详

10. 血压　　　　收缩压：　　　　　mmHg（1 mmHg = 133.3Pa）
　　　　　　舒张压　　　　　mmHg

11. 血清总胆固醇（如不详可不填）　　　　　g/L

12. 在过去的一年中是否遭受不幸，如离婚、亲人死亡、夫妻分离、与邻居吵架、未能晋级或加工资、刑事审讯等。
　　（1）4 次以上　　（2）2～3 次　　（3）1 次以下　　（4）不详

13. 是否患有血吸虫病？
　　（1）有　　（2）已治疗　　（3）无

14. 直系亲属中有无自杀家族史？
　　（1）有　　（2）无　　（3）不详

（2）收集本地的年龄、性别、疾病死亡率等资料，如表 10-13 和表 10-14 中的第 2 项。

（3）危险因素与死亡率之间的数量依存关系是通过危险分数转换这个中间环节来实现的，危险因素评价的关键步骤是将危险因素转换成危险分数。本实验应用 Geller-Gesner 危险分数转变表（见表 10-13 和表 10-14）将有关危险因素换成危险分数值。

（4）计算组合危险分数。将每一项危险因素对某病死亡率的影响进行综合。首先针对个体情况，分别查 "危险分数转换表"，得到各危险因素项的危险分数值。有几种危险因素同时存在，若一种或几种危险分数均 >1.0 的项，减去 1.0 后，剩下的数值作为相加项求和，即相加项；若一种或几种危险分数 ≤1.0 的项，各危险分数值求积，即相乘项；组合危险分数为相加项之和与相乘项之积的和，即组合危险分数 =（相加项之和）+（相乘项之积）。如收缩压为 24 kPa（180 mmHg），查 40～44 岁男子危险分数转换表得危险分数为 2.7，减去 1.0 的数值则为 1.7，同时将其他几种危险分数超过 1.0 的部分数值相加，两项合计即为心脏病的组合危险分数。

（5）计算存在死亡危险。在某一种组合危险分数下，因某种疾病死亡的可能危险性，即平均死亡率 × 组合危险分数 = 存在死亡危险。将各种死亡原因的存在死亡危险求和，得出总的死亡危险值，总存在死亡危险 = 各种死亡原因存在死亡危险之和。

（6）计算评价年龄。依据年龄和死亡率之间的函数关系，按个体存在的危险因素计算的预期死亡率水平求出的年龄称为评价年龄。计算出总存在死亡危险后，用合计出来的存在死亡危险值，查健康评价年龄表（见表 10-15），得出个体的评价年龄。

（7）计算增长年龄。增长年龄指提出降低危险因素的建议措施后，通过努力，使可改变的危险因素如吸烟、饮酒、体育活动等达标，再次进行危险因素评价所得到的评价年龄，如果评价年龄理解为 "初评价年龄"，那么增长年龄可以理解为 "再评价年龄"。

（8）计算危险因素降低程度。危险因素降低程度 = 危险降低数量/总存在死亡危险（即危险降低的数量在总存在死亡危险中所占的百分比）。

实验结果

获取个体的危险因素，计算危险分数、组合危险分数、存在死亡危险、评价年龄、增长年龄、危险因素降低程度，并分析实际年龄、评价年龄和增长年龄之间的关系。

思考题

1. 简述健康危险因素的种类。
2. 简述健康危险度评估的基本原理。
3. 简述健康危险度评估的基本方法。
4. 简述健康危险度评估的常用指标及意义。

表 10-13　46～55 岁男子危险分数转换表

死亡概率 （1/10 万）	疾病	危险因素	危险分数	可改变的 危险分数
212	肺癌	吸烟情况		
		不吸烟	0.45	
		<10 支	0.59	0.42
		10	1.51	0.60
		20	3.50	1.40
		30	4.78	1.91
		已戒烟	0.59	
		呼吸系统病史		
		无	0.83	
		有	1.90	
		家族肿瘤史		
		无	0.90	
		有	1.62	
		长期精神压抑		
		无	0.89	
		有	2.36	0.89
142	肝癌	乙型肝炎		
		无	0.70	
		有	3.85	
		吸烟（对于 HbsAg-适用）		
		否	0.83	
		是	1.12	0.83
		家族肝癌史		
		无	0.33	
		二级亲属有	0.50	
		一级亲属有	3.60	
		一二级均有	7.68	
		饮酒		
		否	0.76	
		是	1.22	0.76

· 续表

死亡概率 (1/10 万)	疾病	危险因素	危险分数	可改变的 危险分数
53	食管癌	吸烟状况		
		不吸烟	0.53	
		<10 支	0.83	0.53
		10-	1.32	0.87
		已戒烟	0.87	
		家庭病史		
		无	0.80	
		有	3.75	
		饮酒		
		不饮	0.68	
		饮	1.30	0.68
98	胃癌	吸烟状况		
		不吸烟	0.63	
		吸烟	1.32	0.63
		饮酒状况		
		不饮酒	0.68	
		饮酒	1.29	0.68
		食用油炸食品		
		<3 次/周	0.93	
		>=3 次/周	1.45	0.93
		食用腌制食品		
		<3 次/周	0.98	
		>=3 次/周	1.36	0.98
		食用新鲜蔬菜		
		<3 次/周	2.23	0.98
		>=3 次/周	0.98	
		摄盐		
		正常	0.82	
		过多	1.68	0.82
		胃癌家族史		
		无	0.72	
		有	2.21	
		生闷气吃饭		
		无	0.99	
		经常	2.97	0.99

死亡概率 （1/10 万）	疾病	危险因素	危险分数	可改变的 危险分数
56	膀胱癌	吸烟年限		
		不吸烟	0.61	
		<20 年	0.76	0.73
		20-40 年	1.18	0.89
		戒烟<10 年	0.89	0.73
		戒烟>＝10 年	0.73	
		职业暴露		
		无	0.92	
		有机溶剂	4.78	
		汽油	1.84	
		每年用糖精次数		
		<1	0.67	
		1～19	1.47	0.67
		>＝20	2.85	0.67
228	大肠癌	肠息肉		
		无	0.96	
		有	21.54	
		溃疡性结肠炎		
		无	0.99	
		有	2.58	
		血吸虫史		
		无	0.99	
		有	1.59	
		食用油炸食品		
		0 次	0.81	
		1-3 次/周	1.12	0.81
		>＝3 次/周	1.54	0.81
		食用腌制食品		
		0 次	0.92	
		1-3 次/周	1.15	0.92
		>＝3 次/周	1.44	0.92
		食用新鲜蔬菜		
		0 次	1.44	0.99
		1-3 次/周	1.19	0.99
		>＝3 次/周	0.99	

死亡概率 （1/10 万）	疾病	危险因素	危险分数		可改变的 危险分数
2012	冠心病	吸烟			
		不吸烟	0.61		
		<10 支	1.07		0.68
		10-	1.28		0.68
		20-	2.36		0.68
		戒烟	0.68		
		饮酒状况			
		不饮酒	0.80		
		饮酒	1.18		0.80
		高血压家族史			
		无	0.64		
		有	1.93		
		高胆固醇血症			
		无	0.83		
		有	1.41		0.83

血压			
收缩压			
	<140	140-159	≥ = 160
舒张压 <90	0.88	1.75	6.63
90-	1.87	2.18	2.07
> = 100	0.97	2.36	2.41

	危险分数	可改变的危险分数
正常血压	0.88	
高血压	4.39	0.88
超重		
BMI<23	0.90	
BMI（23，24.9）	1.41	0.90
BMI（25，29.9）	2.31	0.90
BMI> = 30	2.70	0.90
体育锻炼		
不参加	1.34	0.70
参加	0.70	
糖尿病		
无	0.99	
有	2.97	1.48
已控制	1.48	

死亡概率 （1/10 万）	疾病	危险因素		危险分数		可改变的 危险分数
265	脑卒中	超重（BMI>25）				
		无		0.98		
		有		1.15		0.98
		吸烟				
		否		0.78		
		<10 支/日		0.85		0.78
		10-		1.11		0.98
		20-		1.24		0.98
		戒烟		0.98		
		饮酒状况				
		不饮酒		0.68		
		饮酒		1.29		0.68
		糖尿病				
		无		0.99		
		有		3.35		2.47
		已控制		2.47		

		血压				
				收缩压		
				<140	140-159	>=160
		舒张压	<90	0.85	0.94	5.24
			90-	1.63	3.26	4.96
			>=100	3.19	3.74	7.97
		无高血压		0.85		
		有高血压		5.24		0.85
		体育锻炼				
		不参加		1.61		0.45
		参加		0.45		
2581	其他					

注：以上仅列出各疾病几种公认的危险因素，而对于某些危险因素，由于难以定量或测量未能纳入，可能会对结果产生一定影响。

表 10-14　46～55 岁女子危险分数转换表

死亡概率 （1/10 万）	疾病	危险因素	危险分数	可改变的 危险分数
202	肺癌	吸烟情况		
		不吸烟	0.97	
		<10 支	1.20	0.97
		10-19 支	2.94	1.76
		20 支以上	6.08	3.65
		已戒烟	1.47	
		被动吸烟指数（PSI＝每日吸烟支数*吸烟年数）		
		0	0.72	
		<200	1.39	0.72
		200-400	1.54	0.72
		>400	2.87	0.72
		呼吸系统病史		
		无	0.83	
		有	1.90	
		家族肿瘤史		
		无	0.90	
		有	1.62	
		长期精神压抑		
		无	0.89	
		有	2.36	0.89
102	肝癌	乙型肝炎		
		无	0.67	
		有	4.11	
		吸烟（对于 HbsAg-适用）		
		否	0.83	
		是	1.12	0.83
		家族肝癌史		
		无	0.33	
		二级亲属有	0.50	
		一级亲属有	3.60	
		一二级均有	7.68	
		饮酒		
		否	0.92	
		是	1.47	0.92

死亡概率 （1/10 万）	疾病	危险因素	危险分数	可改变的 危险分数
201	乳腺癌	初潮年龄		
		>=17	0.73	
		14-16	1.05	
		<=13	1.29	
		初产年龄		
		<25	0.76	
		25-29	1.32	
		>30	1.58	
		产次		
		>=3	0.80	
		1-2 次	1.26	
		未生育	1.92	
		绝经年龄		
		<45	0.67	
		45-49	1.03	
		>=50	1.15	
		家族史		
		无	0.96	
		有	3.82	
		乳腺病史		
		无	0.85	
		有	3.95	
		超重（BMI>=25）		
		是	1.40	0.93
		否	0.93	
23	食管癌	吸烟状况		
		不吸烟	0.97	
		<10 支	1.52	0.97
		10-	2.42	1.58
		已戒烟	1.58	
		家族史		
		无	0.80	
		有	3.75	
		饮酒		
		不饮	0.88	
		饮	1.68	0.88

续表

死亡概率 （1/10 万）	疾病	危险因素	危险分数	可改变的 危险分数
53	胃癌	吸烟状况		
		不吸烟	0.98	
		吸烟	2.06	0.98
		饮酒状况		
		不饮酒	0.88	
		饮酒	1.66	0.88
		食用油炸食品		
		<3 次/周	0.93	
		>＝3 次/周	1.45	0.93
		食用腌制食品		
		<3 次/周	0.98	
		>＝3 次/周	1.36	0.98
		食用新鲜蔬菜		
		<3 次/周	2.23	0.98
		>＝3 次/周	0.98	
		摄盐		
		正常	0.80	
		过多	1.64	0.80
		胃癌家族史		
		无	0.72	
		有	2.21	
		生闷气吃饭		
		无	0.99	
		经常	2.97	0.99
34	膀胱癌	吸烟年限		
		不吸烟	0.98	
		<20 年	1.22	1.18
		20-40 年	1.90	1.43
		40 年-	2.78	1.43
		戒烟<10 年	1.43	1.43
		戒烟>＝10 年	1.18	
		职业暴露		

死亡概率 （1/10万）	疾病	危险因素	危险分数	可改变的 危险分数
		无	0.92	
		有机溶剂	4.78	
		汽油	1.84	
		每年用糖精次数		
		<1	0.67	
		1～19	1.47	0.67
		>=20	2.85	0.67
201	大肠癌	肠息肉		
		无	0.96	
		有	21.54	
		溃疡性结肠炎		
		无	0.99	
		有	2.58	
		血吸虫史		
		无	0.99	
		有	1.59	
		食用油炸食品		
		0次	0.81	
		1-3次/周	1.12	0.81
		>=3次/周	1.54	0.81
		食用腌制食品		
		0次	0.92	
		1-3次/周	1.15	0.92
		>=3次/周	1.44	0.92
		食用新鲜蔬菜		
		0次	1.44	0.99
		1-3次/周	1.19	0.99
		>=3次/周	0.99	
1965	冠心病	吸烟情况		
		不吸烟	0.98	
		<10支	1.73	1.10
		10-19支	2.07	1.10

死亡概率 （1/10 万）	疾病	危险因素	危险分数	可改变的 危险分数
		20 支以上	3.79	1.10
		戒烟	1.10	
		饮酒状况		
		不饮酒	0.93	
		饮酒	1.37	0.93
		高血压家族史		
		无	0.64	
		有	1.93	
		高胆固醇血症		
		无	0.83	
		有	1.41	0.83

		高血压		

			收缩压		
			<140	140-159	> = 160
	舒张压	<90	0.95	1.89	7.14
		90-	2.01	2.35	2.23
		> = 100	1.05	2.55	2.60

		危险因素	危险分数	可改变的危险分数
		无高血压	0.95	
		有高血压	4.72	0.95
		不清楚	1.00	
		超重		
		BMI<23	0.94	
		BMI（23, 24.9）	1.48	0.94
		BMI（25, 29.9）	2.42	0.94
		BMI> = 30	2.82	0.94
		体育锻炼		
		不参加	1.26	0.66
		参加	0.66	
		糖尿病		
		无	0.99	
		有	2.97	1.48
		已控制	1.48	

死亡概率（1/10 万）	疾病	危险因素	危险分数	可改变的危险分数
235	脑卒中	超重（BMI>25）		
		无	0.99	
		有	1.16	0.99
		吸烟		
		否	0.99	
		<10 支	1.09	0.99
		10-19 支	1.42	1.24
		20 支以上	1.59	1.24
		戒烟	1.24	
		饮酒状况		
		不饮酒	0.88	
		饮酒	1.67	0.88
		糖尿病		
		无	0.99	
		有	3.35	2.47
		已控制	2.47	

	血压			
	收缩压			
			<140	140-159	> = 160

舒张压	<90	0.93	1.02	6.28
	90-	1.79	3.56	5.43
	> = 100	3.49	4.09	8.72

无高血压	0.93	
有高血压	5.75	0.93
不清楚	1.00	

2340	其他			

注：以上仅列出各疾病几种公认的危险因素，而对于某些危险因素，由于难以定量或测量未能纳入，可能会对结果产生一定影响。

表 10-15　健康评价年龄表

男性存在死亡危险	0/5	1/6	2/7	3/8	4/9	女性存在死亡危险	男性存在死亡危险	0/5	1/6	2/7	3/8	4/9	女性存在死亡危险
530	5	6	7	8	9	350	4 510	38	39	40	41	42	2 550
570	6	7	8	9	10	350	5 010	39	40	41	42	43	2 780
630	7	8	9	10	11	350	5 560	40	41	42	43	44	3 020
710	8	9	10	11	12	360	6 160	41	42	43	44	45	3 280
790	9	10	11	12	13	380	6 830	42	43	44	45	46	3 560
880	10	11	12	13	14	410	7 570	43	44	45	46	47	3 870
990	11	12	13	14	15	430	8 380	44	45	46	47	48	4 220
1 110	12	13	14	15	16	460	9 260	45	46	47	48	49	4 600
1 230	13	14	15	16	17	490	10 190	46	47	48	49	50	5 000
1 350	14	15	16	17	18	520	11 160	47	48	49	50	51	5 420
1 440	15	16	17	18	19	550	12 170	48	49	50	51	52	5 860
1 500	16	17	18	19	20	570	13 230	49	50	51	52	53	6 330
1 540	17	18	19	20	21	600	14 340	50	51	52	53	54	6 850
1 560	18	19	20	21	22	620	15 530	51	52	53	54	55	7 440
1 570	19	20	21	22	23	640	16 830	52	53	54	55	56	8 110
1 580	20	21	22	23	24	660	18 260	53	54	55	56	57	8 870
1 590	21	22	23	24	25	690	19 820	54	55	56	57	58	9 730
1 590	22	23	24	25	26	720	21 490	55	56	57	58	59	10 680
1 590	23	24	25	26	27	750	23 260	56	57	58	59	60	11 720
1 600	24	25	26	27	28	790	25 140	57	58	59	60	61	12 860
1 620	25	26	27	28	29	840	27 120	58	59	60	61	62	14 100
1 660	26	27	28	29	30	900	29 210	59	60	61	62	63	15 450
1 730	27	28	29	30	31	970	31 420	60	61	62	63	64	16 930
1 830	28	29	30	31	32	1 040	33 760	61	62	63	64	65	18 560
1 960	29	30	31	32	33	1 130	36 220	62	63	64	65	66	20 360
2 120	30	31	32	33	34	1 220	38 810	63	64	65	66	67	22 340
2 310	31	32	33	34	35	1 330	41 540	64	65	66	67	68	24 520
2 520	32	33	34	35	36	1 460	44 410	65	66	67	68	69	26 920
2 760	33	34	35	36	37	1 600	47 440	66	67	68	69	70	29 560
3 030	34	35	36	37	38	1 760	50 650	67	68	69	70	71	32 470
3 330	35	36	37	38	39	1 930	54 070	68	69	70	71	72	35 690
3 670	36	37	38	39	40	2 120	57 720	69	70	71	72	73	39 250
4 060	37	38	39	40	41	2 330	61 640	70	71	72	73	74	43 200

注：表头为"实际年龄最末一位数"，各列分别对应 0/5、1/6、2/7、3/8、4/9。

实验 10 　缺血性心血管疾病风险评估和分析

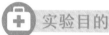 **实验目的**

　　缺血性心血管疾病（ICVD）如脑梗死、冠心病等，是由于动脉粥样硬化使管腔狭窄或阻塞导致心脑缺血、缺氧而引发。心血管疾病的危险因素有高血压、高胆固醇血症、糖尿病和糖耐量异常、吸烟、不健康饮食（如高脂肪、高糖、高盐饮食）、其他因素如缺乏体力活动、脑力活动紧张、冠心病家族史、A 型性格等。对个体缺血性心血管疾病的风险评估，直接影响个体的缺血性心血管疾病发生与预后，缺血性心血管疾病采用 Cox 比例风险模型，以年龄、收缩压、体重指数、血清总胆固醇、是否糖尿病、是否吸烟等六个主要危险因素拟合分性别的最优预测模型。本实验要求掌握缺血性心血管疾病的健康风险识别的基本步骤和方法，熟悉缺血性心血管疾病的健康危险因素和健康管理技术。

实验方法

　　（1）选择评估对象，参考健康信息采集与管理实验方法（实验 8），采集个人健康信息，将健康信息录入系统。

　　（2）选择互联网评估或计算机软件评估个人的危险因素情况，以及特定疾病的患病风险，并利用计算机软件输出个人健康信息清单、按照病种分类的"疾病危险性评估报告"及对应的个人健康管理处方，或参考表 10-16 进行缺血性心血管疾病风险评估。

　　（3）打印报告，可以通过计算机输出打印个人健康信息清单、疾病危险性评估报告等内容。

　　（4）指导与随访，将评估的结果，包括健康信息清单、患病情况、疾病危险性评估结果、疾病危险程度分级、健康管理处方、健康管理重点信息提供给服务对象，并做出准确的解释和说明。

实验结果

　　所有危险因素评分之和即对应于缺血性心血管疾病事件的 10 年发病绝对危险。完成服务对象的个人健康信息清单、疾病危险性评估报告、健康管理处方、健康管理重点信息的分析，表 10-16 为缺血性心血管疾病 10 年发病危险度评估表，表中给出不同年龄组的平均危险和最低危险，便于评估个体的绝对危险相对于人群平均危险和最低危险的严重程度。平均危险是指同龄所有人的平均发病危险，最低危险是指同年龄同性别人中（收缩压 ≤120 mmHg、体重指数 24 kg/m²、血清总胆固醇 <5.20 mmol/L、不吸烟、无糖尿病者）的发病危险。

表 10-16　缺血性心血管疾病 10 年发病危险度评估表

第一步：评分					

年龄（岁）	得分
35 ~ 39	0
40 ~ 44	1
45 ~ 49	2
50 ~ 54	3
55 ~ 59	4

收缩压（mmHg）	得分	
	男	女
<120	-2	-2
120 ~	0	0
130 ~	1	1
140 ~	2	2
160 ~	5	3
≥180	8	4

体重指数（kg/m^2）	得分
<24	0
24 ~	1
≥28	2

总胆固醇（mmol/L）	得分
<5.2	0
≥5.2	1
1 mg/dL = 0.026 mmol/L	

吸烟	得分	
	男	女
否	0	0
是	2	1

糖尿病	得分	
	男	女
否	0	0
是	1	2

第二步：求和	
危险因素	得分
年龄	
收缩压	
体重指数	
总胆固醇	
吸烟	
糖尿病	
总计	

第三步：绝对危险

10 年 ICVD 绝对危险参考标准

年龄	平均危险		最低危险	
	男	女	男	女
35 ~ 39	1.0	0.3	0.3	0.1
40 ~ 44	1.4	0.4	0.4	0.1
45 ~ 49	1.9	0.6	0.5	0.2
50 ~ 54	2.6	0.9	0.7	0.3
55 ~ 59	3.6	1.4	1.0	0.5

10 年 ICVD 危险（%）			
男		女	
总分	绝对危险	总分	绝对危险
≤ -1	0.3	- 2	0.1
0	0.5	- 1	0.2
1	0.6	0	0.2
2	0.8	1	0.3
3	1.1	2	0.5
4	1.5	3	0.8
5	2.1	4	1.2
6	2.9	5	1.8
7	3.9	6	2.8
8	5.4	7	4.4
9	7.3	8	6.8
10	9.7	9	10.3
11	12.8	10	15.6
12	16.8	11	23.0
13	21.7	12	32.7
14	27.7	≥13	≥43.1
15	35.3		
16	44.3		
≥17	≥52.6		

1. 简述缺血性心血管疾病的危险因素与发病机制。
2. 简述缺血性心血管疾病风险评估的基本过程及医学意义。

实验 11 2 型糖尿病健康风险评估和分析

实验目的

糖尿病是一组由多病因引起的以慢性高血糖为特征的代谢性疾病，是由于胰岛素分泌和/或作用缺陷所引起。长期碳水化合物以及脂肪、蛋白质代谢紊乱可引起多系统损害，导致眼、肾、神经、心脏、血管等组织器官慢性进行性病变、功能减退及衰竭；病情严重或应激时可发生急性严重代谢紊乱，如糖尿病酮症酸中毒、高渗高血糖综合征。2 型糖尿病是以胰岛素抵抗为主伴胰岛素进行性分泌不足到胰岛素分泌不足为主伴胰岛素抵抗的糖尿病，其发生的危险因素包括遗传因素、超重和肥胖、体力活动不足等。参考中国 2 型糖尿病防治指南的方法进行健康风险评估，掌握 2 型糖尿病的健康风险识别的基本步骤和方法，熟悉 2 型糖尿病的健康危险因素和健康管理技术。

实验方法

（1）选择评估对象，参考健康信息采集与管理实验方法（实验 8），采集个人健康信息，将健康信息录入系统。

（2）选择互联网评估或计算机软件评估个人的危险因素情况，以及特定疾病的患病风险，并利用计算机软件输出个人健康信息清单、按照病种分类的"疾病危险性评估报告"及对应的个人健康管理处方，或参考表 10-17 进行 2 型糖尿病风险评估。

（3）打印报告，通过计算机输出打印个人健康信息清单、疾病危险性评估报告等内容。

（4）指导与随访，将评估的结果，包括健康信息清单、患病情况、疾病危险性评估结果、疾病危险程度分级、健康管理处方、健康管理重点信息提供给服务对象，并做出准确的解释和说明。

实验结果

表 10-17 可用于 20 ~ 74 岁普通人群的糖尿病风险评估，评分值的范围为 0 ~ 51 分，判断糖尿病的最佳切点为 25 分，总分≥25 分者应进行口服葡萄糖耐量试验（OGTT）。

高危人群的发现也可以通过健康体检或其他疾病诊疗等渠道，对高危人群宜及早开始进行糖尿病筛查，首次筛查正常者，每三年至少重复筛查一次。

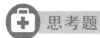 思考题

1. 简述 2 型糖尿病的危险因素与发病机制。
2. 简述 2 型糖尿病风险评估的基本过程及医学意义。

表 10-17　中国 2 型糖尿病风险评分表

危险因素	得分
① 年龄（岁）	
20～24	0
25～34	4
35～39	8
40～44	11
45～49	12
50～54	13
55～59	15
60～64	16
65～74	18
② 体重指数 BMI（kg/m²）	
<22	0
22～23.9	1
24～29.9	3
≥30	5
③ 腰围（cm）	
<75（男）或 <70（女）	0
75～79.9（男）或 70～74.9（女）	3
80～84.9（男）或 75～79.9（女）	5
85～89.9（男）或 80～84.9（女）	7
90～94.9（男）或 85～89.9（女）	8
≥90（男）或 ≥90（女）	10
④ 收缩压（mmHg）	
<110	0

续表

危险因素	得分
110～119	1
120～129	3
130～139	6
140～149	7
150～159	8
≥160	10
⑤ 糖尿病家族史（父母、同胞、子女）	
无	0
有	6
⑥ 性别	
男性	2
女性	0

实验 12 脑卒中健康教育宣传专栏设计

 实验目的

健康服务与管理中，健康教育宣传通常涉及健康生活方式、健康知识、健康产品、健康心理等内容的科学普及。设计并撰写内容全面、逻辑清晰、主次分明、语言规范的健康信息宣传栏，对健康知识的普及具有推动作用。本实验学习并掌握健康教育宣传文案的撰写、设计和实施过程，熟悉健康教育宣传文案设计的要求和规范。

实验方法

（1）确立主题，健康知识的涉及面非常广、题材丰富，围绕脑卒中相关的健康知识确定题目，进行健康教育宣传专栏的撰写和设计、健康知识的科学普及，主题标题简洁，如"一图读懂脑卒中"等。

（2）撰写文稿，紧扣主题、安排主线、组织文稿，构思整个宣传专栏的形式、内容的安排，注意内容准确、严禁抄袭、表现手段创新、篇幅大小适中、体裁形式切题、情节合理、设计有新意。

（3）排版设计，排版布局合理，重点内容突出、内容丰富，具有可读性，如在编写中体现"倡导健康生活方式"，从现实中挖掘提炼内容，以点带面，反复推敲文字编排，通览全篇凸显标题。

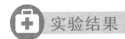 实验结果

以脑卒中相关健康知识为主题，设计并撰写健康教育宣传专栏。

思考题

1. 简述脑卒中的危险因素与发病机制。
2. 简述脑卒中健康教育的基本内容、目的及意义。

参考文献

[1] 刘黎青. 基础医学概论[M]. 北京：中国中医药出版社，2017.

[2] 万文成. 西医基础医学概论实验指导与题集[M]. 广州：中山大学出版社，2010.

[3] 马兴铭. 免疫学与病原生物学实验教程[M]. 兰州：兰州大学出版社，2005.

[4] 于峰，闻德亮. 临床医学概论[M]. 北京：人民卫生出版社，2018.

[5] 和水祥，黄钢. 临床医学导论[M]. 北京：人民卫生出版社，2016.

[6] 陈垦，杨建新. 临床医学概论[M]. 北京：科学出版社，2016.

[7] 孙宝志. 临床医学导论[M]. 4 版. 北京：高等教育出版社，2013.

[8] 吴蕴荪. 临床检验报告单解读[M]. 北京：中国医药科技出版社，2011.

[9] 熊立凡，胡晓波. 明明白白看懂化验单[M]. 上海：上海科学技术出版社，2016.

[10] 刘成玉，罗春丽. 临床检验基础[M]. 北京：人民卫生出版社，2012.

[11] 储全根，胡志希. 中医学概论[M]. 北京：中国中医药出版社，2016.

[12] 周军. 中医学概论[M]. 北京：人民体育出版社，2011.

[13] 李灿东. 中医诊断学[M]. 北京：中国中医药出版社，2016.

[14] 钟赣生. 中药学[M]. 北京：中国中医药出版社，2017.

[15] 陈国元，杨克敌. 预防医学实验教程[M]. 北京：科学出版社，2005.

[16] 姚志麒. 环境卫生学[M]. 3 版. 北京：人民卫生出版社，1999.

[17] 叶亭亭. 预防医学[M]. 3 版. 北京：人民卫生出版社，2000.

[18] 胡怀明. 预防医学[M]. 北京：人民军医出版社，2002.

[19] 戴秋萍. 预防医学实验指导[M]. 上海：同济大学出版社，2017.

[20] 路陶生，郭树榜. 预防医学实验指导[M]. 济南：山东科学技术出版社，2009.

[21] 高玉敏. 预防医学实验指导[M]. 北京：北京大学医学出版社，2016.

[22] 郭清. 健康管理学[M]. 北京：人民卫生出版社，2015.